医药信息检索

（供医药卫生及相关专业用）

主　编　张小蒙　卓微伟

副主编　李艳萍　李　凤　周　敏

编　者　（以姓氏笔画为序）

仇　凡（江苏医药职业学院）

孙　玲（江苏医药职业学院）

李　凤（江苏医药职业学院）

李　芳（江苏医药职业学院）

李艳萍（江苏医药职业学院）

张小蒙（江苏医药职业学院）

张国哲（江苏医药职业学院）

卓微伟（江苏医药职业学院）

周　敏（盐城市第三人民医院）

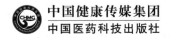

中国健康传媒集团

中国医药科技出版社

内 容 提 要

　　本教材为"医药高等职业教育新形态教材"之一，系根据本课程的教学大纲基本要求和课程特点编写而成。本教材从实用的角度较为系统地论述了信息检索的相关内容，尤其是医药信息检索方面的内容，主要涉及检索的原理、图书馆资源的利用、搜索引擎和网络信息检索、文摘型数据库的检索，并就特种信息资源检索和中医药文献的检索做了讲解，还结合当前的研究成果，对医药学论文撰写进行了阐述。本教材为书网融合教材，即纸质教材有机融合电子教材、教学配套资源（PPT、微课、视频等），使教学资源更加多样化、立体化。

　　本教材主要供医药卫生及相关专业师生教学使用，亦可作为其他相关专业的辅助教材，也可用作科研人员的参考用书。

图书在版编目（CIP）数据

医药信息检索/张小蒙，卓微伟主编. — 北京：中国医药科技出版社，2022.11
医药高等职业教育新形态教材
ISBN 978-7-5214-3279-4

Ⅰ.①医… Ⅱ.①张…②卓… Ⅲ.①医药学–信息检索–高等职业教育–教材 Ⅳ.①R–058

中国版本图书馆CIP数据核字(2022)第121338号

美术编辑　陈君杞
版式设计　友全图文

出版　**中国健康传媒集团**｜中国医药科技出版社
地址　北京市海淀区文慧园北路甲22号
邮编　100082
电话　发行：010-62227427　邮购：010-62236938
网址　www.cmstp.com
规格　787 × 1092mm $\frac{1}{16}$
印张　9 $\frac{1}{4}$
字数　204千字
版次　2022年11月第1版
印次　2022年11月第1次印刷
印刷　北京紫瑞利印刷有限公司
经销　全国各地新华书店
书号　ISBN 978-7-5214-3279-4
定价　**35.00元**

获取新书信息、投稿、为图书纠错，请扫码联系我们。

医药高等职业教育新形态教材

建设指导委员会

医药高等职业教育新形态教材

评审委员会

前　言

随着信息技术的发展，有效资源的获取成为一项基本技能。如何从海量的信息资源中获得自己想要的、有用的资源就成为本课程研究的重点方向。为了适应社会发展对医药卫生行业从业人员岗位能力要求，依据学生认知学习规律、医药检索实际需求，参考最新的标准要求，组织编者深入学习、精心策划，以确保编写质量和水平。

本教材从信息检索的实用角度出发，系统地讲解了检索的基础知识、图书馆资源的利用、搜索引擎和网络信息检索、文摘型数据库的检索。而且，本教材还就特种信息资源检索和中医药文献的检索做了介绍，并结合当前的研究成果，对医药学论文撰写提出了建议。本教材的特点如下。

（1）以学习成果为导向，理实一体：教材内容主体由理论和实际操作组成，根据真实文献搜索案例，促进理论知识构建，培养学生自我探究、发现问题、解决问题等能力。

（2）数字资源深融合：将"PPT、视频、微课、题库"等形式的数字资源立体化呈现，丰富了教学环境。满足学生自主学习、选择学习的需求，支撑线上线下混合教学同步实现。

（3）融入思政元素，培养有担当的医药人才：根据信息检索形势、特点、国家政策等，帮助学生树立大卫生、大健康、大数据观念，增强社会责任感。

本教材由张小蒙、卓微伟担任主编，具体分工如下：项目一由张小蒙、周敏编写；项目二由周敏、卓微伟编写；项目三由李艳萍、李凤编写；项目四由张小蒙、周敏编写；项目五由孙玲、仇凡编写；项目六由李芳、张国哲编写；项目七由周敏、仇凡编写；项目八由仇凡、李芳编写；项目九由李凤、周敏编写；项目十由卓微伟、李凤编写；全书由张小蒙进行统稿。

本教材编者由信息检索课程组的临床一线专兼职教师组成，均具有多年教学工作经验，本教材的出版，凝结了诸多编写人员的心血，在此一并表示感谢。限于水平和经验，书中难免存在不足与疏漏之处，恳请广大读者不吝指正，以便我们不断修订完善。

编　者

2022 年 5 月

目　录

模块一　信息素养与信息检索综述

项目一　信息素养···2

　　任务一　概述 ···2

　　任务二　信息意识 ···6

项目二　信息检索基础···8

　　任务一　信息基本知识 ···8

　　任务二　信息检索概论 ···14

　　任务三　计算机信息检索综论 ·····································27

模块二　信息检索实际应用

项目三　图书馆资源利用··34

　　任务一　图书馆资源及服务 ···34

　　任务二　图书馆文献资源的查找 ··································43

　　任务三　信息资源共享与文献传递 ·······························50

项目四　数字图书馆··56

　　任务一　概述 ··56

　　任务二　常见的数字图书馆 ···59

项目五　搜索引擎和网络信息检索··································62

　　任务一　搜索引擎概述 ···62

　　任务二　综合型搜索引擎简介 ·····································69

　　任务三　医药搜索引擎或网站 ·····································76

　　任务四　常用医药学网站 ··77

项目六　常用文摘型医药数据库的检索·································· 82

　　任务一　中国生物医学文献数据库 ······························· 82

　　任务二　PubMed检索系统 ······································· 88

项目七　常用全文数据库的检索···································· 92

　　任务一　全文数据库概况 ··· 92

　　任务二　中国知网及其全文数据库 ································ 94

　　任务三　万方全文数据库 ··· 98

　　任务四　SpringeLink数据库 ····································· 100

　　任务五　Elsevier ··· 102

项目八　中医药文献检索·· 105

　　任务一　古代中医药文献检索 ···································· 105

　　任务二　现代中医药文献检索 ···································· 111

模块三　特种信息资源检索和论文撰写

项目九　特种信息资源检索·· 118

　　任务一　专利文献检索 ··· 118

　　任务二　标准文献检索 ··· 124

　　任务三　其他特种文献检索 ······································ 128

项目十　医药学论文撰写·· 133

　　任务一　医药学论文的特征和类型 ································ 133

　　任务二　医药学论文的格式与内容 ································ 134

　　任务三　医药学论文撰写的步骤与方法 ···························· 135

参考文献··· 139

模块一
信息素养与信息检索综述

项目一 信息素养

PPT

📖 **学习目标** ---

知识目标

1. 掌握 信息素养的内容和内涵。

2. 熟悉 信息意识的等级。

3. 了解 信息素养的表现。

技能目标

1. 能够知道现代社会对大学生信息素养的要求。

2. 能够主动培养自己的信息意识。

任务一 概 述

一、信息素养的概念和定义

信息素养（information literacy）又称信息素质、信息能力，本质是全球信息化需要人们具备的一种基本能力，最早是由美国信息产业协会主席保罗·泽考斯基（Paul Zurkowski）于1974年提出的，并概括为"利用大量的信息工具及主要信息源使问题得到解答的技术和技能"。简单的定义来自1989年美国图书馆学会（American Library Association，ALA），它包括：能够判断什么时候需要信息，并且懂得如何去获取信息，如何去评价和有效利用所需的信息。现在一般认为信息素养是个体（人）对信息活动的态度以及对信息的获取、分析、加工、评价、创新、传播等方面的能力，它是一种对目前任务需要什么样的信息、在何处获取信息、如何获取信息、如何加工信息、如何传播信息的意识和能力。

随着人们对信息素养进一步的认识，现在认为信息素养是信息意识、信息能力和信息道德的总和，是人的整体素质的一部分。它是未来信息社会生活必备的基本能力，是创新型人才的基本素养，也是全球医药学教育最基本要求的重要组成部分。

二、信息素养的内容和内涵

（一）信息素养的内容

信息素养包含了技术和人文两个层面的意义：从技术层面来讲，信息素养反映的是人们利用信息的意识和能力；从人文层面来讲，信息素养也反映了人们面对信息的心理状态。具体而言，信息素养应包含以下五个方面的内容。

（1）热爱生活，有获取新信息的意愿，能够主动地从生活实践中不断地查找、探究新信息。

（2）具有基本的科学和文化常识，能够较为自如地对获得的信息进行辨别和分析，正确地加以评估。

（3）可灵活地支配信息，较好地掌握选择信息、拒绝信息的技能。

（4）能够有效地利用信息，表达个人的思想和观念，并乐意与他人分享不同的见解或资讯。

（5）无论面对何种情境，能够充满自信地运用各类信息解决问题，有较强的创新意识和进取精神。

美国提出的"信息素养"概念则包括三个层面：文化层面（知识方面）、信息意识（意识方面）、信息技能（技术方面）。经过一段时期之后，正式定义为："要成为一个有信息素养的人，他必须能够确定何时需要信息，并已具有检索、评价和有效使用所需信息的能力。"

而在《信息素养全美论坛的终结报告》中，再次对信息素养的概念作了详尽表述："一个有信息素养的人，他能够认识到精确和完整的信息是作出合理决策的基础；能够确定信息需求，形成基于信息需求的问题，确定潜在的信息源，制定成功的检索方案，以包括基于计算机的和其他的信息源获取信息、评价信息、组织信息用于实际的应用，将新信息与原有的知识体系进行融合以及在批判思考和问题解决的过程中使用信息。"

（二）信息素养的内涵

信息素养的内涵包括四个方面：信息意识、信息能力、信息道德、终身学习的能力。

1.信息意识 指人们对情报现象的思想观点和人的情报嗅觉程度，是人们对社会产生的各种理论、观点、事物、现象从情报角度的理解、感受和评价能力。具体来说它包含了对于信息敏锐的感受力、持久的注意力和对信息价值的判断力、洞察力。

2.信息能力 也可以说是信息技能，包括确定信息需求的时机，选择信息源，高效获取信息、处理评估信息、有效利用信息的能力。

3.信息道德 指人们在信息活动中应遵循的道德规范，如保护知识产权、尊重个人隐私、抵制不良信息等。

4.终身学习的能力 获得终身学习的能力是信息素养教育的终极目标。信息素养教育应该把焦点放在学习者身上，即受教育者或者被培训者身上，而不是放在指导者或者教员身上，让学习者学会学习，获得终身学习的能力。

三、信息素养的特征

信息技术的发展已使经济非物质化，世界经济正转向信息化、非物质化时代，正加速向信息化迈进，人类已自然进入信息时代。21世纪是高科技时代、航天时代、基因生物工程时代、纳米时代、经济全球化时代等，但不管怎么称呼，21世纪的一切事业、工程都离不开信息，从这个意义来说，称21世纪是信息时代更为确切。

在信息社会中，物质世界正在隐退到信息世界的背后，各类信息组成人类的基本生存环境，影响着大众的日常生活方式，因而构成了人们日常经验的重要组成部分。虽然信息素养在不同层次的人们身上体现的侧重面不一样，但概括起来，它主要具有五大特征：①捕捉信息的敏锐性；②筛选信息的果断性；③评估信息的准确性；④交流信息的自如性；⑤应用信息的独创性。

四、信息素养的表现

信息素养主要表现为以下8个方面的能力。

1.运用信息工具　能熟练使用各种信息工具，特别是网络传播工具。

2.获取信息　能根据自己的学习目标有效地收集各种学习资料与信息，能熟练地运用阅读、访问、讨论、参观、实验、检索等获取信息的方法。

3.处理信息　能对收集的信息进行归纳、分类、存储记忆、鉴别、遴选、分析综合、抽象概括和表达等。

4.生成信息　在信息收集的基础上，能准确地概述、综合、履行和表达所需要的信息，使之简洁明了，通俗流畅并且富有个性特色。

5.创造信息　在收集多种信息的交互作用的基础上，迸发创造思维的火花，产生新信息的生长点，从而创造新信息，达到收集信息的终极目的。

6.发挥信息的效益　善于运用接受的信息解决问题，让信息发挥最大的社会和经济效益。

7.信息协作　使信息和信息工具作为跨越时空的、"零距离"的交往和合作中介，使之成为延伸自己的高效手段，以此同外界建立多种和谐的合作关系。

8.信息免疫　浩瀚的信息资源往往良莠不齐，需要有正确的人生观、价值观、甄别能力以及自控、自律和自我调节能力，能自觉抵御和消除垃圾信息及有害信息的干扰和侵蚀，并且完善合乎时代的信息伦理素养。

五、信息素养的评价标准

（一）国外信息素养的评价标准

国外的信息素养标准很多，其中以美国ACRL标准、澳大利亚与新西兰ANZIIL标准以及英国SCONUL标准最为著名。

1. ACRL标准　美国的大学与图书馆协会（AC-RL）在2000年颁布的美国高校信息素质能力指标体系，共包括5个一级指标、22个二级指标和86个三级指标。

2. **ANZIIL标准** 澳大利亚与新西兰的高校信息素质联合工作组（ANZIIL）在2004年颁布的澳大利亚与新西兰高校信息素质能力指标体系，由6个一级指标、19个二级指标和67个三级指标组成。

3. **SCONUL标准** 英国的国家与大学图书馆标准协会（SCONUL）在1998年提出的信息素质能力模式，在名称上不是指标体系，但实际上是一个高校信息素质能力的指标体系，由7个一级指标和17个二级指标组成。

（二）国内信息素养的评价标准

（1）1999年颁布的《中共中央国务院关于深化教育改革全面推进素质教育的决定》中对信息素养的评价标准作出了总体的规划，为信息素养的评价提供了指导框架。

（2）《北京地区高校信息素质能力指标体系》作为北京市高校学生信息素养评价的重要指标，由7个维度、19项标准、61条具体指标组成，是我国第一个比较完整、系统的信息素养能力体系。

六、对大学生信息素养的要求

1.**能够准确地确立信息问题** 是指将学习、生活当中的实际问题、某一项任务或科学研究课题等转变为能够被现有的信息资源系统或其他人所理解和应答的信息问题。这是一切信息活动的起点，又是制订信息获取计划的基本前提。

2.**能够高效地获取所需要的信息** 获取信息是确立信息问题和制订计划后的重要环节。获取信息的技能至少包括传统的图书馆技能、信息检索技能、计算机技能、社会调查能力以及各种科学探究方法等。

3.**能批判性地评价信息及其来源** 批判性思维和评价能力几乎在信息活动的各个环节发生作用，主要内容如下。

（1）对信息问题的评价和调整。

（2）对信息来源的评价和调整。

（3）对信息获取方式和策略的评价和调整。

（4）对信息的评价和筛选。

4.**能够有效地分析与综合利用信息** 主要是指对筛选的信息进行分析和综合，概括出中心思想，得出新的结论或新观点，与学生自身的知识体系整合，产生个体的新知识或人类的新知识，并灵活运用写作技能、多媒体信息技术等将其充分表达出来，有效地与他人交流信息成果。

5.**懂得有关信息技术的使用所产生的经济、法律和社会问题** 此要求主要是指在获取、使用和交流信息，使用信息技术时能够辩证地看待言论自由与审核制度。懂得尊重信息作者的知识产权，遵守基本的信息安全法规，理解和维护信息社会的各项道德规范，具有强烈的社会责任感等。

七、信息素养教育与文献检索课

检索技能是现代社会必备的基础技能，是信息素养教育的必备核心素质，充分利用信息检索课开展信息素养教育，丰富和完善信息素养教育的内容，通过对信息检索课的学习完成对学生从简单的信息检索能力培养提升到全面的信息素养的培养。

无论是社会发展的需要，还是个人自身发展的需要，信息素质都已成为重要的基本素质之一。因此，任何一所高校都必须重视大学生的信息素质教育，重视文献检索课，大学素质教育有必要重新审视这门课程，加强对其重要性的认识，改进课程内容、方法和质量，以适应信息时代的教育对人们提出的要求。

任务二　信息意识

一、信息意识的含义

信息意识即人的信息敏感程度，是人们对自然界和社会的各种现象、行为、理论观点等从信息的角度理解、感受和评价，是人们对信息敏锐的感受力、判断能力和洞察力。它是意识的一种，为人类所特有。信息意识是人们产生信息需求，形成信息动机，进而自觉寻求信息、利用信息、形成信息兴趣的动力和源泉。

信息意识包括信息经济与价值意识、信息获取与传播意识、信息保密与安全意识、信息污染与守法意识、信息动态变化意识等内容。

二、信息意识的等级

通常将信息意识分为以下五个等级。

1.“零”级　表示人们没有主动吸收信息，信息意识处于被动状态。

2.“低”级　人们想让信息与自己的知识体系结合起来，但出于种种原因，仅仅是想法或作出某些轻微的反应而已，消极对待信息，信息意识处于低级状态。

3.“中”级　人们在考虑信息产生影响的同时，还寻求必要的关联信息，并力求消化它。能够认识到信息很重要，主观上比较积极。

4.“高”级　人们对信息关心，并迅速作出反应，力求较快地利用信息，拥有较强的信息意识。

5.“特”级　人们与信息高度相关，能够较好地适应信息环境，快速理解信息内容，并且运用自如。

三、信息意识的评估

意识的有无和强弱，可以从以下几方面进行判断。

1. 是否认识到信息和信息活动的功能和作用。

2. 是否具有对信息和信息活动的积极体验（依赖感、赞同感和支持感）。

3. 是否具有与学习有关的信息需求和信息行为倾向，愿以最少的时间高效率地了解、查询自己需要的信息。

4. 是否能自觉地表达出情报需要，并能及时地去查询或主动利用信息系统来满足这种需求。

5. 是否善于运用创造性思维，从大量信息中捕捉新动向，猎取趋势性的或有价值的信息。

四、信息意识的影响因素

信息意识的影响因素分为外在环境因素和内在主体因素两个方面。

（一）外在因素的影响

外在因素影响分为自然因素和社会因素两个方面。自然因素是三体意识产生和发展的基本条件，如国家、风俗习惯、文化背景、民族等。社会因素是主体在自然环境的基础上创造出来的人工环境，包括经济水平、科技水平、政治制度、文化教育制度等。

（二）个体自身内在因素的影响

个人是社会信息意识形成的关键。一个人的知识结构、经验多寡在很大程度上影响其信息意识的强弱。主体自身的知识水平和知识结构、主体的文化素养、主体的思维方式在很大程度上影响其信息意识的强弱。

思考题

（1）信息素养的概念是什么？

（2）信息素养的内涵包括哪几个方面？

（3）信息素养表现在哪几个方面？

（4）如何理解现代社会对大学生信息素养的要求？

（5）你是如何理解信息素养教育与文献检索课的？

项目二 信息检索基础

PPT

知识目标

1.**掌握** 检索的基本原理与检索语言；检索的方法与程序。

2.**熟悉** 信息基本知识。

3.**了解** 计算机信息检索基本知识。

技能目标

1.能够选择正确的信息检索的方法。

2.能够使用计算机信息检索的基本技术。

任务一 信息基本知识

一、信息概述

（一）信息的定义

信息至今没有一个统一的定义。

1.**狭义的信息** 是指文献资源或数据资源，包括任何媒体中的片段、文章、图书、情报、观念等。

2.**广义的信息** 是指事物存在方式及其运动规律、特点的外在表现形式，以及信息活动中各种要素的总称，包括信息文本，与信息有关的人员、设备、技术和资金等各种资源。

一般认为，信息资源是人类存储在载体（包括人脑）上的已知或未知的可利用的信息。信息中的载体信息和主体信息是信息资源的最基本组成部分。

（二）信息、知识、文献、情报的关系

1.**信息** 包含了知识、文献和情报，是一个从低级到高级的信息集合。

2.**知识** 是人类对各种信息认识和加工形成的精神产品，就知识的内容而言，是客观事物的属性与联系的反映，是客观世界在人脑中的主观印像。

3.文献　是用文字、图形、符号、声频、视频等技术手段记录人类知识的一种载体。

4.情报　是指被传递的知识或事实，是知识的激活，是运用一定的媒体或载体，越过空间和时间传递给特定用户，解决科研、生产中的具体问题所需要的特定知识和信息。信息、知识、文献与情报的关系如图2-1所示。

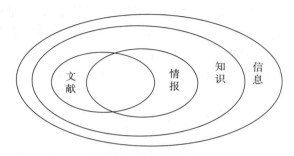

图 2-1　信息、知识、文献与情报的关系

二、信息的作用

（一）资源论

信息是一种资源，合理的信息流动，可以代替人流或物流，起到替代其他有形资源的作用。信息可以提高资源管理水平，使资源利用更为有效，从而节约有形资源，不仅如此，信息能在一定程度上物化于物质之中，提高产品本身的功能和效用。信息含量是增加产品附加值的主要因素。

（二）经济论

信息能带来经济效益，依靠信息的收集和分析可以进行经济的合理规划与实施，从而达到提高效益的目的。在当代信息社会中，如何让有用的信息留下来形成信息资源，如何对信息资源合理配置，如何对信息产品进行合理的开发、加工和利用，如何推进信息技术和信息产业的快速发展等问题都是事关经济发展的问题。经济学家们同信息经济的创业者一道，在信息经济理论方面辛勤探索着，在信息技术与信息产业领域不懈耕耘着，理论与实践的发展共同收获着信息商品与服务。

（三）决定论

信息是决策的基础和决策的依据，是决策的先导和前提。信息可以减少决策中的不确定性，提高决策的科学性，使决策优化。人类社会的发展史证明，信息决定了生产力的产生并推动了生产力的发展，人们之间的信息传递速度和质量，决定着生产力水平的高低。

三、信息的特征

（一）一般特征

1.客观性　信息不是能源，也不是物质，无论是否认识到，信息总是存在着。

2.寄载性　信息必须借助于一定的符号存储于一定的载体中（包括人脑）才能被表现，没有载体，就没有信息。信息与载体，两者不能分开。

3.传递性　信息可以通过一定的载体在空间、时间上传递，从近到远、从古到今都能传递。

4.动态性　信息是对事物存在方式及运动方式的反映，随着事物的变化，信息也将变化。因此，从这个意义上说，信息具有动态性和时效性。

5.相对性　人们认识能力与认识条件不同，信息接受者获得信息与信息量的多寡也不同，因此，从这个意义上说，信息的价值具有相对性。

6.增长性　信息资源的使用，不但不会使信息资源减少，在利用中，还会产生更多的信息。因此，从这个意义上说，信息具有增长性和再生性。

7.共享性　使用同一种信息资源，均不需要任何的限制条件，信息资源共享的双方或多方均不会损失信息内容，相反还会产生新的信息。

8.规模性　信息资源作为整体要有一定的量，分散、片面地信息不能较好地反映事物的情况。

（二）可操作的特征

1.可量度性　信息可采用某种度量单位进行度量，并进行信息编码，如现代计算机使用的二进制。

2.可识别性　信息可采取直观识别、比较识别和间接识别等多种方式来把握。

3.可转换性　信息可以从一种形态转换为另一种形态。如自然信息可转换为语言、文字和图像等形态，也可转换为电磁波信号或计算机代码。

4.可存储性　信息可以存储。大脑就是一个天然信息存储器。人类发明的文字、摄影、录音、录像以及计算机存储器等都可以进行信息存储。

5.可处理性　人脑就是最佳的信息处理器。人脑的思维功能可以进行决策、设计、研究、写作、改进、发明、创造等多种信息处理活动。计算机也具有信息处理功能。

6.可压缩性　信息可以进行压缩，可以用不同的信息量来描述同一事物。人们常常用尽可能少的信息量描述一件事物的主要特征。

四、信息资源的类型

（一）按载体类型分类

1.印刷型　是以纸张为记录与存储介质，以手写、石印、油印、胶印、影印等为记录手段。

2.缩微型 是以感光材料为存储载体，用缩微照相方法为记录手段把文献缩小形成的复制文献。

3.视听型 又称声像型，是以磁性材料或感光材料为存储介质，借助特殊的设备如摄像机、录音机，直接记录声音和图像信息而产生的文献形式。

4.机读型 指把信息和知识记录在计算机存储介质上或直接通过通信网络传送到用户终端，供人利用的出版物。

（二）按学术信息发布的类型分类

1.图书 是指一些记录的知识比较系统、成熟的文献，用通常字体排印，装订成册并向公众发行的非定期印刷出版物。图书主题突出，内容系统，论述全面深入，知识成熟稳定，出版的周期长。

国家标准对图书的解释是：一般不少以49页并构成一个书目单元的文献。

图书是文献中最古老、最重要的类型。

（1）按文种可分为中文图书、日文图书、英文图书等。

（2）按作用范围可分为通俗图书、教材、工具书等。

（3）按写作方式可分为专著、编著、翻译、编译等。

（4）按出版卷可分为单卷本、多卷本等。

（5）按刊行情况可分为单行本、丛书、抽印本等。

（6）按版次情况可分为初版、再版、修订本等。

2.连续出版物 是具有同一题名、定期或不定期以分册形式出版、有卷期或年月标识、计划无限期连续出版的文献。包括期刊、报纸、年度出版物及其他连续报告、专著性丛刊等。连续出版物是与图书并列的最主要的文献类型，其特点是内容新颖、报道及时、出版连续、信息密集、形式一致等。

（1）期刊 是指一些记录的知识比较新颖、所含信息比较大的定期或不定期的连续出版物，有统一的名称、固定的开本、版式、有连续的序号、汇集了多位作者分别撰写的多篇文章，并由专门的机构编辑出版的连续性出版物。具有报道速度快、出版周期短、内容新颖、及时、广泛、数量大、品种多等特点。

（2）报纸 是以刊载新闻和时事评论为主的、定期连续向公众发行的出版物，是重要的社会舆论工具。有统一的名称，定期连续出版，每期汇集许多篇文章、报道、消息等，多为对开或四开，以单张散页形式出版。时间性强，能以最快的速度报道国内外发生的最新事件和科学技术的最新研究成果，内容广泛。

（3）特种文献 是出版形式比较特殊的文献信息类别。有特定内容、特定用途、特定读者范围、特定出版发行方式的文献，主要包括会议文献、专利文献、学位论文、科技报告、标准文献、政府出版物、产品说明书、档案资料等类型。国内外同行称这类文献为"灰色文献"（grey literature），尽管这类文献并非很成熟，但它们内容新颖专深、实用性强、信息量大、参考性高、利用率大，是查找专业信息的重要资源，也是极为重要的信息资源。

1）会议文献　是在学术会议上宣读和交流的论文、报告及其他有关资料。会议文献多数以会议记录的形式出现。随着科学技术迅速发展，世界各国的学会、协会、研究机构及国际性学术组织举办的各种学术会议日益增多，会议文献也成为一种重要的信息资源。

2）专利文献　是包含已经申请或被确认为发现、发明、实用新型和工业品外观设计的研究、设计、开发和试验成果的有关资料，以及保护发明人、专利所有人及工业品外观设计和实用新型注册证书持有人权利的有关资料的已出版或未出版的文件的总称。

3）学位论文　是指为了获得所修学位，按要求被授予学位的人所撰写的论文。根据《中华人民共和国学位条例》的规定，学位论文分为学士论文、硕士论文、博士论文三种。

4）科技报告　是记录某一科研项目调查、实验、研究的成果或进展情况的报告，又称研究报告、报告文献。出现于20世纪初，第二次世界大战后迅速发展，成为科技文献中的一大门类。每份报告自成一册，通常载有主持单位、报告撰写者、密级、报告号、研究项目号和合同号等。按内容可分为报告书、论文、通报、札记、技术译文、备忘录、特种出版物等。大多与政府的研究活动、国防及尖端科技领域有关，发表及时，课题专深，内容新颖、成熟，数据完整，且注重报道进行中的科研工作，是一种重要的信息源。

5）标准文献　狭义上是指按规定程序制订，经公认权威机构（主管机关）批准的一整套在特定范围（领域）内必须执行的规格、规则、技术要求等规范性文献，简称标准。广义是指与标准化工作有关的一切文献，包括标准形成过程中的各种档案、宣传推广标准的手册及其他出版物、揭示报道标准文献信息的目录和索引等。

6）政府出版物　是指由政府机关负责编辑印制的，并通过各种渠道发送或出售的文字、图片、磁带、软件等。政府出版物用以发布政令，是体现其思想、意志、行为的物质载体，同时也是政府的思想、意志、行为产生社会效应的主要传播媒介。

7）产品说明书　是一种常见的说明文，是生产者向消费者全面、明确地介绍产品名称、用途、性质、性能、原理、构造、规格、使用方法、保养维护、注意事项等内容而写得准确、简明的文字材料。产品说明书制作要实事求是，制作产品说明书时不可为达到某种目的而夸大产品的作用和性能，这是制作产品说明书的基本原则。

（三）按信息著录级别类型分类

1.一次文献源　是原始文献，是以作者本人的工作经验、观察或实际科研成果为依据而创作的具有一定发明创造或一些新见解的文献。特点是具有创造性、价值性、原始性和分散性，期刊论文、专著、科技报告、专利文献、会议论文、学位论文、技术标准等都是一次文献源。

2.二次文献源　是对一次文献的形式和内容进行加工、压缩、整理，按一定规则编排的文献。特点是具有报道性、检索性、汇集性、简明性、系统性。书目、索引、文摘、题录等都是二次文献源。

（1）文摘　是在题录的基础上，在每条著录款目后边再加上文献内容的摘要。

（2）目录　是以一件或一种完整的出版物，如一本书、一种期刊等，作为著录基本单位的检索工具。

（3）题录　是以单篇或单份文献为著录基本单位的检索工具，题录也主要揭示、报道文献的外表特征，但其著录格式与目录有所不同。

（4）索引　是根据一定的需要，把特定范围内的某些重要文献中的有关款目或知识单元，如书名、刊名、人名、地名、语词等，按照一定的方法编排，并指明出处，为用户提供文献线索的一种检索工具。

3.三次文献源　是对有关的一次文献和二次文献进行广泛深入的分析研究、综合概括而成的产物。特点是具有浓缩性、指引性、针对性和参考性。参考二具书、综述、年鉴、手册和百科全书等都是三次文献源。

4.零次文献源　是指非正式出版物或非正式渠道交流的文献信息。特点是具有客观性、零散性、不成熟性，但在科学研究中往往具有重要的价值。电子论坛及各种国际组织、政府机构、学术团体、教育机构、企/商业部门、行业协会等单位在网上发布的信息都是零次文献源。

概括来说：①一次信息资源是信息检索的主要对象；②二次信息资源是查找一次信息资源的工具；③三次信息资源是具有较高实用价值的综述性信息资源；④零次信息资源是潜在的重要信息源。

从检索的角度来看：①一次文献是检索的对象（目标）；②二次文献是检索的工具（手段）；③三次文献是情报研究的成果（检索目标＋检索手段）。

从知识加工角度来看：①一次文献是对知识的第一次加工（创造性）；②二次文献是对知识的第二次加工（有序化）；③三次文献是对知识的再加工（有序化＋创造性）。

（四）按照信息资源的开发程度分类

按照信息资源的开发程度可分为潜在信息资源与现实信息资源两大类。

1.潜在信息资源　是指个人在认知和创造过程中储存在大脑中的信息资源，其特点是能为个人所理解和利用，无法为他人直接理解和利用，易于随忘却过程而消失，因此是一种没有表达出来的、有限再生的信息资源。

2.现实信息资源　是指潜在信息资源经个人表述之后能够为他人所利用的信息资源，其主要特征是具有社会性，可以在特定的社会条件下广泛地、连续反复地为人类所利用，是一种无限再生的信息资源。现实信息资源又可分为口语信息资源、体语信息资源、实物信息资源、文献信息资源、网络信息资源和多媒体信息资源。

（1）口语信息资源　交谈、聊天、授课、讨论等方式获得的信息资源。特点是传递迅速，互动性强，但稍纵即逝、久传易出差异。因此通过这种方式了解到的信息应记录下来，并加以证实。

（2）体语信息资源　以手势、表情、姿势，如舞蹈、体育比赛、杂技等方式传递的信息资源。特点是直观性强、生动丰富、印象深刻、富有感染力，但此类信息的容量有限。

（3）实物信息资源　以实物，如文物、产品样本、模型、碑刻、雕塑等形式表示的信息资源。特点是直观性强、感觉实在、信息量大，但需要通过知识、智慧、经验和工具挖掘大量隐含的信息。

（4）文献信息资源　以文字、图形、符号、声频、视频等方式记录在各种载体上的知识和信息，包括图书、连续出版物、小册子以及学位论文、专利、标准、回忆录、政府出版物等。特点是经过加工、整理，较为系统、准确、可靠，便于保存与利用，但也存在信息相对滞后，部分信息尚待证实的情况。

（5）网络信息资源　是指以电子形式存贮于成千上万台计算机组成的网络中的信息资源。它包括各类数据、电子文件、学术论文、图书、软件、商业活动等各种信息，是一种新型的信息发布方式。特点是以网络为传播媒介、数量巨大、增长迅速、传播方式具有动态性和实时性等特点。

根据不同的标准，可将网络信息资源划分成各种不同的类型：①从利用性质上分类，有开发性信息、注册式信息、交流式信息；②从存取方式分类，有邮件型信息、电话型信息、广播型信息、图书馆型信息、数目型信息；③从内容上分类，有商务信息、科技信息、社科信息、教育信息、娱乐信息等。

（6）多媒体信息资源　是指将电信、电视、计算机三网相互融合，集图、文、声于一体的信息资源，包括网上广播电视、专题论坛、网上广告等。多媒体信息打破了图书、报刊、广播、电视等单项媒体的界限，形成交互式媒体信息，可通过主题、文本、模版匹配、视频检索等方式对其进行检索。

任务二　信息检索概论

一、信息检索的基本概念

狭义的信息检索是依据一定方法，从组织好的文献集合中找到线索，再找到原始文献的过程，即检索至文献本身。

广义的检索包括存储与检索两个过程：存储是对有关信息进行选择、并对信息特征进行著录、标引和组织，建立信息数据库；检索则是根据提问制定策略和表达式，利用信息数据库。

新环境下的信息检索定义为：用户最终借助信息源，通过人–机、机–机、人–人等系统之间的交互联系，以期达到启迪认知结构的动态建造过程，通过主题词、关键词从数据库或网络中搜索资料，即找"信息"的基本过程。

还有几种代表性的定义如下。

（一）信息检索过程说

《图书馆学百科全书》认为：信息检索是知识的有序化识别和查找的过程。广义的情报检索包括情报的检索与存储，而狭义的情报检索仅指后者。

（二）全息检索说

上海交通大学信息检索专家王永成教授认为：全息检索就是可以从任意角度从存储的多种形式的信息中高速准确地查找，并可以任意要求的信息形式和组织方式输出，也可仅输出人们所需要的一切相关信息的电脑活动。

（三）概念信息检索说

Chank等专家认为，概念信息检索是基于自然语言处理中只是在语义层次上的析取，并由此形成知识库，再根据对用户提问的理解来检索其中的相关信息。它用概念而不是关键词来组织信息。

（四）大量相关信息检索说

叶继元等教授认为，信息检索是从大量相关信息中利用人–机系统等各种方法加以有序识别与组织，以便及时找出用户所需部分信息的过程。"人–机系统""各种方法"是指利用关键词、主题词、概念分析等方法人工或自动将信息有序化。"及时找出用户所需部分信息"是指一切以用户为本，全方位、多角度提供检索入口和检索结果。

二、信息检索的类型

（一）按照检索内容分类

按检索内容分类可分为数据检索、事实检索和文献检索。

1.数据检索　是将经过选择、整理、鉴定的数值数据存入数据库中，根据需要查找可回答某一问题的数据的检索，是以具有数量性质并以数值形式表示的数据为检索内容的信息检索，检索结果是用户直接可以利用的东西，或称数值检索。这些数据不仅包括数值形式的实验数据与工业技术数据、物理性能常数、统计数据、国民生产总值、外汇收支等，而且包括非数值形式的数据，如概念名词、人名地名、化学结构式、工业产品设备名称、规格等。这类检索不仅查找数据，还可以提供一定的推导、运算的能力，如检索青霉素的分子量是多少等。

也有人将数据检索细分为数据检索和事实检索两种形式，认为数据检索的结果是各种数值性和非数值性数据；而事实检索的结果是基于文献检索和数据检索基础上的对有关问题的结论和判断，是在数据检索和文献检索的基础上，经过比较、判断、分析、研究的结果。

2.事实检索　是将存储于数据库中的关于某一事件发生的时间、地点、经过等情况查找出来的检索，是以文献抽取的事项为检索内容的信息检索，或称事项检索。它既包含数值数据库的检索、运算、推导，也包括事实、概念等的检索、比较和逻辑判断。如检索阿莫西林最早是哪年生产的。

事实检索和数据检索都是以从文献中提取出来的各种事实、数据为检索对象的一种确定性检索。确定性检索的含义是指系统直接提供用户所需要的确切的数据或事实，检索的结果要么是有，要么是无，要么是对，要么是错。

3.文献检索　是将存储于数据库中的关于某一主题文献的线索查找出来的检索，以包含用户所需特定信息的文献为检索对象，通过目录、索引、文摘等二次文献，以原始文献的出处为检索目的，可以向用户提供原文献的信息。如检索有关于"执业药师考试"的书哪里可以找到；关于滥用抗生素有哪些危害等。

三种检索形式所用检索工具的不同之处如下。

数据检索：更多地利用参考性工具书（包括百科全书、年鉴、手册、图表、图谱等）和有关学术专著。

事实检索：主要利用参考性工具书和有关学术专著。

文献检索：利用检索性工具书（如目录、索引、文摘等）和计算机检索系统。

（二）按组织方式分类

按组织方式分类可分为全文检索、超文本检索和超媒体检索。

1.全文检索　是将存储在数据库中的整本教材、整篇文章中的任意内容信息查找出来的检索。可以根据需要获得全文中的有关章、节、断、句、词等的信息，也可进行各种统计和分析。

2.超文本检索　是对每个节点中所存的信息以及信息链构成的网络中信息的检索。强调中心节点之间的语义联结结构，靠系统提供的工具进行图示穿行和节点展示，提供浏览式查询，可进行跨库检索。

3.超媒体检索　是对存储的文本、图像、声音等多种媒体信息的检索。它是多维存储结构，有指向性的链接，与超文本检索一样，可提供浏览式查询和跨库检索。

（三）按照检索技术手段分类

按检索技术手段分类可分为手工检索、机械检索和计算机检索。

1.手工检索　是人直接用手、眼、脑等器官组织、查找印刷型文献的检索。具有直观、灵活、无需各种设备和上机费用的优点。检索对象是书本型的检索工具，检索过程由人脑和手工操作配合完成。

2.机械检索　利用某种机械装置来处理和查找文献的检索方式。如穿孔卡片检索就是一种由薄纸板制成的、用孔洞位置表示信息，通过穿孔或轧口方式记录和存储信息的方形卡片；缩微品检索是把检索标识变成黑白点矩阵或条形码，存储在缩微胶片或胶卷上，利用光电效应，通过检索机查找。

3.计算机检索 是通过机器对已数字化的信息，按照设计好的程序进行查找和输出的过程。按机器检索的处理方式分为脱机检索和联机检索；按存储方式分为光盘检索和网络检索。机检可大大提高检索效率，扩宽检索领域。

（1）脱机检索 是指成批处理检索提问的计算机检索方式。

（2）联机检索 是指检索者通过检索终端和通信线路，直接查询检索系统数据库的机检方式。

（3）光盘检索 是指以光盘数据库为基础的一种独立的计算机检索，包括单机光盘检索和网络光盘检索两种类型。

（4）网络检索 是指利用E-mail、FTP等检索工具，在互联网上进行信息存取。

三、检索的基本策略

（一）信息检索策略

信息检索策略是为实现检索目标而制定的计划和方案，是对整个检索过程的谋划和指导，是对检索过程的安排。

在计算机检索的条件下，检索策略的构造应是在明确检索目标和信息需求的基础上进行的，包括选择检索数据库、确定检索项、选定检索范围和检索方法，运用逻辑算符拟定检索表达式，按照一定的步骤实施检索，并根据需要进行反馈调整。

制定检索策略就是在确定检索主题的基础上，选择检索系统，确定检索途径和拟定检索程序。下面简单介绍一下信息检索策略的基本过程。

1.选择检索数据库 关键是数据库的选择，如书目文摘型数据库可检索文献信息的题名、作者、出处和文摘。事实型数据库可检索文字、图形、声像、计算机程序等。同时还需要了解数据库所对应的版本形式，如印刷版、光盘版、网络版等。

2.确定检索词 检索词是表达信息需求和检索课题内容的基本单元，也是与系统中有关数据库进行匹配运算的基本单元，检索词选择恰当与否，直接影响检索效果。检索词分为以下四类。

（1）表示主题的检索词

1）标题词 指经规范化处理的词汇。

2）单元词 指从信息内容中抽出的最基本的词汇。

3）叙词 指从信息的内容中抽出的、能概括表达信息内容基本概念的名词或术语，它是经规范化处理的自然语言词汇。

4）关键词 指从信息单元的题目、正文或摘要中抽出的能表征信息主体内容的具有实质意义的词语，它是未经规范化处理的自然语言词汇。

（2）表示作者的检索词 如作者姓名、机构名。

（3）表示分类的检索词 如分类号。

（4）表示特殊意义的检索词　如ISBN、ISSN、引文标引词等。

检索词的选择与确定要遵循以下两个原则：①根据检索课题所涉及的学科专业和技术内容选词；②对检索词进行处理，如使用检索词表进行比较对照应选用规范化的词汇作为检索词。

3.构造检索表达式　在计算机检索过程中，检索提问与存储标识之间的对比是由机器进行的，构造检索表达式的核心是构造一个既能表达检索课题需求，又能被计算机识别的检索表达式。构造检索表达式前要弄清所使用数据库的检索功能和所采用的操作算符，才能有效地进行信息检索。如截词符，在Ei Compendex中用"*"表示，在DIALOG UMI中用"？"表示，在OCLC中用"+"表示。检索表达式中用于连接各词的算符按其功能不同，可分为逻辑算符、位置算符、截词算符和限制算符等，不同的数据库会采用不同的符号或文字来描述词与词之间的组配关系。

（1）逻辑算符　又称布尔逻辑算符，利用布尔代数中的逻辑运算符来描述检索词之间的关系。常用的三种逻辑算符是：逻辑与（AND或*）、逻辑或（OR或+）、逻辑非（NOT或-）。

（2）位置算符　指表示词与词之间位置关系的符号。是对检索词进行加工、修饰，限制词与词之间位置关系，弥补布尔逻辑算符只是定性规定检索词的范围，可提高查准率。常用的位置算符如下。

1）W——With的缩写　表示算符两侧的检索词按此前后衔接的顺序排列，词序不可变更，且两词之间不许有其他的词或字母，但允许两词之间有空格或标点符号。

2）nW——n Word的缩写　表示算符两侧的检索词之间允许插入n个实词或系统禁用词，如冠词、介词和连接词。

3）N——Near的缩写　表示算符两侧的检索词必须紧密连接，词间只允许有空格或标点符号，同时出现在文献纪录的同一字段中。

4）S——Subfield的缩写　表示算符两侧的检索词必须同时出现在文献纪录的同一字段、句子或短语中，允许插入n个实词或系统禁用词，词序可变。

5）F——Field的缩写　表示算符两侧的检索词必须同时出现在文献纪录的同一字段中，允许插入n个实词或系统禁用词，词序可变。

6）C——Citation的缩写　表示算符两侧的检索词必须同时出现在一条文献的记录中，词间允许插入n个实词或系统禁用词，词序可变。

7）L——Link的缩写　表示算符两侧的检索词之间有一定的从属关系。

（3）截词算符　是指在检索词的合适位置进行截断。截词符的作用是对检索词进行截词处理，解决一个词的单复数问题、词干相同而词尾不同的问题和英美词汇拼写差异的问题。常用的截词符有"*""？""$"。按截断的字符数量可分为有限截断和无限截断。

1）有限截断　是指检索词串与被检索词实现只能在指定位置可以不一致的匹配，常用"？"表示。如：acid?c可以匹配acid、acidic，但不能匹配acidity。

2）无限截断　是指检索词串与被检索词实现部分一致的匹配，常用"*"表示。其截断形式有左截断、中截断、右截断。

左截断是指检索词与被检索词实现词间的后部相同，即对同词干而前缀不同的概念进行检索，如*magnetic可检出magnetic或者paramagnetic的信息，但检不出mangenetics的信息。

右截断是指检索词与被检索词间的前部相同而后缀不同的检索，如acid*可检出含有acid、acidify、acidic等词的信息。

中断截是指检索词与被检索词之间只需任意部分匹配即可，如*relation*可检出relation、relations、interrelation等词的信息。

（4）限制算符　其作用是限制检索词或检索式在数据库记录中出现的字段位置。数据库中可供检索的字段通常分为基本检索字段和辅助检索字段。

1）基本检索字段　主要有题名（TI）、文摘（AB）、主题词（DE）和标识词（ID），适用于各种数据库。

2）辅助检索字段　主要有作者（AU）、语种（LA）、出版年代（PY）、刊物名称（JN）、文献类型（DT）等字段。这些限制符在不同的系统或数据库中有不同的表达形式和使用规则，使用时要参照有关数据库的使用说明，避免产生误检。

4.实施检索策略　手工检索策略的实施，主要将检索策略中信息需求所涉及的有关提问特征，如主题词、分类号、作者姓名等与检索系统中的检索标识进行比较分析，筛选与信息需求相一致的检索结果。计算机检索策略的实施，是将构造好的检索提问表达式，输入计算机检索系统，使用检索系统认可的检索指令进行逻辑匹配运算，并输出检索结果。

5.修改检索策略　检索策略的好坏与检索表达式的建立、检索途径的选择、检索词的选用和检索词之间的逻辑关系直接有关，还与检索人员对语言学的了解、对事物的认知能力、专业知识水平的高低有密切关系，对检索系统的特性和功能的掌握以及外语水平也会影响课题检索的结果。检索策略的修改反映在检索前、检索过程中、检索后。

检索前要查询一次文献、词表和数据库指南。检索过程中要充分利用人–机对话的有利条件，随时根据信息反馈情况调整检索策略。检索后对检索结果进行分析评价，建立文档，为今后的检索积累经验。

四、信息检索语言

（一）检索语言的概念

检索语言原指从自然语言中精选出来，并以简练形式表示文献、信息的受控语言的集合，现指受控语言和自然语言（未规范的书面语言），是信息存储与检索过程中用于描述信息特征和表达用户信息提问的一种专门语言。检索的运算匹配就是通过检索语言的匹配来实现的，是人与检索系统对话的基础，也称标识语言、标识系统。研究内容包括关键词、主题词、词表编制、分类表编制、概念分析、规范档、代码标识等。检索语言是信息存储和信息检索过程顺利进行的语言保障，是信息存储和信息检索之间的桥梁。

（二）检索语言的作用

（1）对信息的内容及其外表特征加以规范化的标引。

（2）对内容相同及相关的信息加以集中或揭示其相关性。

（3）可使信息的存储集中化、系统化、组织化、有序化。

（4）便于将标引语言和检索语言进行相符性比较。

（5）为检索系统提供多种检索途径，是信息检索工具中必不可少的重要组成部分。

（三）检索语言的类型

1.按检索语言的来源分类

（1）规范化语言　又称为受控语言、人工语言，就是人为地对标引词和检索词加以控制和规范，使每个检索词只能表达一个概念。这些语言经过规范化控制，词和事物概念之间具有一一对应关系，排除了自然语言中同义词、多义词、同形异义词现象。规范化检索语言包括分类检索语言（分类号）、主题检索语言和代码检索语言（化学物质登记号）。

（2）自然语言　就是直接从原始信息中抽取出自由词作为检索点的检索语言。该语言对主题概念中的同义词、多义词等不加处理，取其自然状态，因此称自然语言，例如，单元词和关键词就属于这一类。

自然语言具有不用编制词表、选词灵活多变、标引和检索速度快、及时反映事物发展变化、准确表达新概念等优点。计算机网络环境下，自然语言更能满足用户对信息检索的需求。但是自然语言没有经过规范化处理，选词不准确，会造成漏检。

2.按检索语言的组配方式分类

（1）先组式检索语言　是指在检索前检索词已经被预先用固定关系组配好，先编制在词表中，检索时用户只能根据词表去查找信息而不能任意组配检索词，如分类语言体系中的各级分类款目、标题词语言体系中各种标题词都不能任意变更次序进行组配。

（2）后组式检索语言　是指在检索前检索词在词表中没有被预先组配，检索时用户可根据不同的检索需求对某些词进行任意组配，如单元词、叙词、关键词均属于这一类。

3.按检索语言的标识与原理分类

（1）分类检索语言　又称分类法，是用分类号来表达各种概念的，并将各种概念按学科性质进行分类和系统排列的信息检索语言。其主要特点是按学科分类、专业文献集中，从知识分类角度揭示各类文献在内容上的区别和联系，提供从学科类别检索文献的途径。分类法按照编制方式可分为体系分类法、组配分类法、混合式分类法三种。

1）体系分类法　是一种将所有的类目组织成一个等级系统，并且采用列举方式编制的分类法，又称列举式分类法。这种分类法通常将类目体系组织成一个树状结构，按照划分的层次，逐级列出详尽的子目，并以线性形式显示，以缩格表示类目的等级关系，以数字/字母（即分类号）作为表达文献的学科内容的标识。体系分类法是目前使用最普遍的分类法。体系分类法主要有《中国图书馆分类法》，下面以《中国图书馆分类法》为例，简单介绍体系分类法。

《中国图书馆分类法》，简称《中图法》，包括马列主义、毛泽东思想，哲学，社会科学，自然科学，综合性图书五大部类，22个基本大类，具体如表2-1所示。

表2-1 《中国图书馆分类法》的22个基本大类

字母序号	类目名称	字母序号	类目名称	字母序号	类目名称
A	马克思主义、列宁主义、毛泽东思想、邓小平理论	I	文学	S	农业科学
B	哲学、宗教	J	艺术	T	工业技术
C	社会科学总论	K	历史、地理	U	交通运输
D	政治、法律	N	自然科学总论	V	航空、航天
E	军事	O	数理科学和化学	X	环境科学、安全科学
F	经济	P	天文学、地球科学	Z	综合性图书
G	文化、科学、教育、体育	Q	生物科学		
H	语言、文字	R	医药、卫生		

下面以医药、卫生类为例，简单介绍《中国图书馆分类法》的结构，在《中国图书馆分类法》中：

R代表医药、卫生，此为"类"。

R9代表药学，此为"类名"。

R94代表药剂学，此为"类目"。

如果从分类途径查找"药剂学"方面的图书，利用《中国图书馆分类法》分类，确定R医药、卫生—R9药学—R94药剂学，就能快速地在R94类目下找到所需要的图书。

2）组配分类法 又称分面分类法，它运用概念可分析和综合的原理，将可能构成文献主题的概念分析成为单元或分面，设置若干标准单元的类表，使用时，先分析标引对象的主题，根据主题分析的结果，通过相应概念类目的组配表达主题内容，以这些类目的标识的组合，表示该项主题在分类体系中的次序。主要的组配式分类法有冒号分类法。

3）混合式分类法 介于上述两种分类法之间，既应用概念划分和概括的原理，又应用概念分析和综合的原理而编制的分类法。根据侧重面不同，又有体系-组配分类法和组配-体系分类法之分。体系-组配分类法的特点是在等级分类体系的基础上大量采用分面组配方法，以达到细分复杂主题的目的，满足信息查询或检索的需要。

（2）主题检索语言 是以文献的主题内容为依据，用词语作为概念标识，并按一定的顺序排列而成的一种检索语言。主题检索语言的优点是直接性、专指性强，比较适合专深课题的检索。所谓主题法，就是以自然语言中的词语或规范化的词语作为揭示文献主题的标识，并以此标识编排组织和查找文献的排检方法。主题检索语言可分为标题词语言、叙词语言、关键词语言。

1）标题词语言 又称标题词描述语言。是一种完全先组式规范化主题词标识。是从自然语言中选取，经过规范化处理，表示事物概念的完整的名词术语。在标题词标识系统中，主题词表里面已将词语配合成组，作为共同表征文献主题内容的检索词。

2）叙词语言 又称主题词语言，是指从文献题目、正文、摘要中抽取出来的，用以表达文献内容的自然语言，并在这些自然语言中优选出来并经过规范化处理的名词术语。规范化也就是说它经过了人工规范化处理，即对文献中的同义词、近义词、多义词等加以规范，使得同一主题概念的文献相对集中在一个主题词下，同时在主题词表中采用参照系统，间接反映主题概念之间与文献内容之间的关系，从而体现主题词的单一性。

3）关键词语言 是一种用自然语言词来做标识的检索语言，是指出现在文献中，对表征文献主题内容具有实质意义的自由语言，它不受词表控制，可自由进行组配，对揭示和描述文献主题内容是重要的、起着关键作用的语词。是在文献题名、文摘或正文中直接提取出来的非规范化实意词。与其他主题法标识不同，关键词标识系统不编制关键词表，而是用一种"非关键词表"来控制抽词范围。

（3）代码检索语言 是指对事物的某方面特征，用某种代码系统来表示和排列事物概念，从而提供检索的检索语言。例如，根据化合物的分子式这种代码语言，可以构成分子式索引系统，允许用户从分子式出发，检索相应的化合物及其相关的文献信息。

五、信息检索途径

（一）常用检索途径

在利用检索工具进行检索时，主要利用它的各种索引，即通过检索工具的索引提供的各种检索途径来查找文献。检索途径主要分为以下几种。

1.按文献的内容特征分类

（1）分类途径 是一种按照文献资料所属学科属性进行检索的途径。检索工具的分类表提供了从分类角度检索文献的途径，其检索的关键在于正确理解检索工具中的分类表。按分类途径检索文献便于从学科体系的角度获得较系统的文献线索，即有效性检索功能。

多数检索工具的正文按照分类编排，因此可利用其分类目次表，按类进行查找。分类途径可把同一学科的文献信息集中检索出来，但一些新兴学科、边缘学科的文献难以给出确切的类别，易造成误检和漏检。因此，从分类途径查找文献，一定要掌握学科的分类体系及有关规则。

（2）主题途径 是一种按照文献信息的主题内容进行检索的途径。是指通过文献资料的内容主题进行检索的途径，它依据的是各种主题索引或关键词索引，检索者只要根据项目确定检索词（主题词或关键词），便可以实施检索。利用从文献信息中抽出来能代表文献内容的主题词、关键词、叙词，并按字顺排列。检索者只要根据课题确定了检索词，便可像查字典一样，按字顺逐一查找，从检索词之下的索引款目找到所需的线索。主题途径表达概念灵活、准确、能把同一主题内容的文献集中在一起，同时检索出来。

2.按文献的外部特征分类

（1）题名途径 是根据文献题名来检索文献的途径，题名包括文献的篇名、书名、刊号、标准号、数据库名等，检索时可以利用检索工具的书名索引、刊名索引、会议论文索引等进行。

（2）著者途径 是根据已知文献著者姓名查找文献的一种途径。通过著者途径可以检索到某一著者对某一专题研究的主要文献信息。

（3）号码途径 是按已知号码来查找文献的途径，是通过信息的某种代码来检索信息的途径。如专利号索引、标准文献的标准号索引、图书的ISBN号、期刊的ISSN号、报告号、合同号、索书号等。

（4）其他途径 是辅助性检索途径，包括利用检索工具的各种专用索引来检索的途径。常见的有各种号码索引（如专利号、入藏号、报告号等）、专用符号代码索引（如元素符号、分子式、结构式等）、专用名词术语索引（如地名、机构名、商品名、生物属名等）。

（二）选择检索途径的原则

选择检索途径时，应考虑以下三项原则。

（1）从已知文献特征选择检索途径 如果事先已知文献名称、著者、序号等条件，应相应采用名称索引、号码索引或有关的目录索引。

（2）从课题检索要求选择检索途径 课题学科范围要求广的研究员用特性检索－主题途径，范围窄的采用分类途径。

（3）从检索工具提供的检索选择检索途径 检索工具是人们用来报道、存储和查找各类信息的工具。缩微阅读检索工具是基于计算机的光盘检索系统、联机检索系统，以及基于Internet的网络信息检索系统、网上工具书、搜索引擎等各种信息检索的工具和检索系统。

六、信息检索的方法

信息检索的方法有多种，分别适用于不同的检索目的和检索要求。归纳起来，常用的信息检索方法有常规检索法、回溯检索法、循环检索法。

（一）常规检索法

常规检索法又称常用检索法、工具检索法。它是以主题、分类、作者等为检索点，利用检索工具获得信息资源的方法。

1.根据检索方式分类

（1）直接检索法　是指直接利用检索工具进行信息检索的方法。如利用字典、词典、手册、年鉴、图录、百科全书等进行检索。这种方法多用于查找一些内容概念较稳定、较成熟、有定论可依的指示性问题的答案。即可解决事实性的检索和数据性的检索。

（2）间接检索法　利用检索工具间接检索信息资源的方法。

2.根据检索需求分类

（1）顺查法　根据检索课题的起始年代，利用选定的检索工具按照从旧到新、由远及近、由过去到现在顺时序逐年查找，直至满足课题要求为止的检索方法。这种方法费力、费时，工作量大，多在缺少评述文献时采取此法，可用于事实性检索。

（2）倒查法　与顺查法相反。这种方法多用于新课题、新观点、新理论、新技术的检索，检索的重点在近期信息上，只需查到基本满足需要时为止。此法查处的信息新颖，但查全率不高。

（3）抽查法　是利用检索工具进行重点抽查检索的方法。针对某学科的发展重点和发展阶段，拟出一定时间范围，进行逐年检索的一种方法。此法检索效率较高，但漏检的可能性大，检索人员必须熟悉学科的发展特点。

（二）回溯检索法

回溯检索法又称追溯法、引文法、引证法，是一种跟踪查找的方法。即以文献后面所附的参考文献为线索，逐一追溯查找相关文献的方法。在没有检索工具或检索工具不齐的情况下，利用此法能够获取一些所需要的文献资料，但往往查全率不高，回溯年代越远，所获取的文献越陈旧。

这类检索工具有《科学引文索引》《社会科学引文索引》《艺术和人文科学索引》《中国科学引文索引》《中国社会科学引文索引》等。

（三）循环检索法

循环检索法又称交替法、综合法、分段法，检索时，先利用检索工具从分类、主题、责任者、题名等入手，查出一批文献，然后再选择出与检索课题针对性较强的文献，再按文献后所附的参考文献回溯查找，不断扩大检索线索，分期分段地交替进行，循环下去，直到满意为止。

在实际检索中，采用哪种检索方法最合适，应根据检索条件、检索要求和检索背景等因素确定。

七、信息检索思路

1.善于积累　善于查阅有关的科技文献，即早期研究阶段的成果。

2.利用条件　充分利用各种有利条件，从最间接途径着手，已知什么就从该方面入手。

3.**交叉补充**　将多种检索途径与方法交叉应用，如检索工具与现期期刊互相补充等。

4.**做好记录**　记录文献的各项内容和外表特征，以内容摘要为主等。

5.**阅读技巧**　采用快速阅读，敏捷思维的方法，决定取舍。

八、信息检索的步骤

（一）分析检索课题

分析课题的目的是使检索者确定课题要解决的实质问题，即它所含的概念和具体要求及其之间的关系，这是制定检索策略的根本出发点，也是影响检索效率高低或成败的重要因素。本步骤需明确以下具体问题。

（1）研究的课题主题。

（2）课题所涉及的学科范围。

（3）课题所需文献的内容及其特征。

（4）课题所需文献的类型，包括文献的出版类型、所需文献量、年代范围、涉及语种、有关著者机构等。

（5）课题对查新、查准和查全的指标要求。

若要了解某学科、理论、课题、工艺过程等的最新进展和动态，则要检测最近文献信息，强调一个"新"字；若要解决研究中某个具体问题，找出技术方案，则检索要有针对性，能解决实际问题的文献信息，强调一个"准"字；若要撰写综述、述评或专著，则要了解课题、事件的前因后果、历史和发展，检索详尽、全面系统的文献信息，强调一个"全"字。

（二）选择检索工具

选择检索工具应注意以下几点。

（1）根据课题学科范围、所需文献类型，选择合适的检索工具。

（2）根据所具备的条件选择手工检索工具或计算机检索数据库，也可采用二者结合的方法。

（3）选择报道及时、收录文献全面、索引系统完备的检索工具。

（4）既要选择使用综合性的检索工具，也应注意选择使用专业性或单一性的检索工具。

检索的方法很多，在选择检索方法时，可根据课题性质、检索对象、检索范围和实际可能，确定某个具体课题的检索法，如采用追溯法、抽查法等。

（三）选择检索途径

在利用检索工具查找文献时，主要利用检索工具的各种索引，即通过检索途径来查找文献线索。检索工具检索途径类目很多。首先应充分利用文献的外部特征即篇名、著者、文种序号等，利用文献外部特征进行检索，非常方便且查准率比较高。但在检索时，仅仅知道要检索的课题，就要利用主题索引和分类索引等。其中主题途径是应用最普遍的途径。

（四）查找文献线索

从检索出的文献中发现新的检索线索，查看文献内容获得检索词、作者提炼的关键词、查看文献的参考文献，可以追踪获得一批相关文献。

（五）索取原始文献

对检索到的文献线索进行研究和筛选，如确定有一定参考价值，需要进一步了解并详细查阅原始文献资料，可根据文献线索查阅原始文献，通过文摘题录等提供的文献出处，向文献收藏单位索取原始文献。

九、检索效果评价

（一）评价指标

1. 查全率　是衡量信息检索系统检出相关文献能力的尺度，可用下式表示：
$$R = （被检出相关文献量／相关文献总量）\times 100\%$$
2. 查准率　是衡量信息检索系统精确度的尺度，可用下式表示：
$$P = （被检出相关文献量／被检出文献总量）\times 100\%$$

（二）提高检索效果的措施

（1）提高用户信息素质。

（2）选择好的检索工具和系统。

（3）优选检索词。

（4）合理调整查全率和查准率。

不同的检索课题对文献信息的需求不同，用户应根据课题的需要，适当调整查全率和查准率，优化检索策略，以达到最佳检索效果。

（三）提高查全率的方法

（1）降低检索词的专指度，从词表或检出文献中选一些上位词或相关词。

（2）减少逻辑"与"组配，如删除某个不重要的检索词。

（3）多用逻辑"或"组配，如选同义词、近义词等并以逻辑"或"方式加入到检索式中。

（4）使用族性检索，如采用分类号检索。

（5）使用截词检索。

（6）放宽限制运算，如取消字段限制符、调松位置算符等。

（四）提高查准率的方法

（1）提高检索词的专指度，增加或采用下位词和专指性较强的检索词。

（2）增加逻辑"与"组配，用逻辑"与"连接一些进一步限定主题概念的相关检索项。

（3）减少逻辑"或"组配。

（4）用逻辑"非"来排除一些无关的检索项。

（5）使用加权检索。

（6）利用文献的外表特征进行限制，如限制文献类型、出版年代、语种、作者等。

（7）限制检索词出现的可检字段，如限定在篇名字段。

（8）使用位置算符进行限制。

任务三　计算机信息检索综论

一、计算机信息检索的发展阶段

所谓计算机信息检索，简单来说就是利用电子计算机对信息和数据的高速处理能力来存贮数据并从中查找、取出数据的过程。计算机信息检索的发展过程是与计算机技术及其他现代科学技术的发展过程紧密相关的。可以分为以下几个阶段。

1.脱机检索阶段　没有实用性的阶段，是一种内部的实验性或半实验性的系统。

2.联机检索阶段　随着第三代集成电路计算机、硬磁盘及磁盘机的出现，再加上数字通信技术的发展和分组交换公用数据通信网的普及，使得文献检索从脱机批处理阶段进入联机检索阶段。

3.光盘信息检索阶段　1985年出现了CD-ROM数据库，其因使用方便，存贮量大，不受检索时间、通信费用、打印篇数的严格限制而深受读者欢迎。

4.网络信息检索阶段　Internet是世界上最大的互联网络，是一个以TCP/IP通信协议连接各个国家、各个部门、各个机构计算机网络的数据通信网，是一个集合各个专业、各个领域、各种资源为一体的供网上用户共享的信息资源网，在Internet上的信息资源占全部信息资源的20%以上，因而信息检索进入了网络信息检索阶段。

二、计算机信息检索的特点

1.检索速度快　由于计算机的运算速度快，其存贮介质的存贮信息量大，故检索时速度快，特别适合检索大规模课题的情报资料。手工检索需要数日甚至数周的课题，计算机检索只需要数小时甚至数分钟。

2.检索途径多　一般来说，计算机检索能满足多途径交叉检索的需要，对于综合性课题的检索其优势尤为突出。除具有手工检索工具提供的分类、主题、著者等检索途径外，还能提供更多的检索途径。

3.更新快 通过手工检索的文献信息更新周期长，一般需要数月甚至半年，利用计算机检索的文献信息更新周期短，光盘多为月更新、周更新，网络信息甚至为日更新。

4.检索范围大 手工检索由于受制于书本式检索工具的出版、保存等方面的原因，无论在文献量、时间区间、学科种类、地域范围和语种等方面都是相当有限的。而计算机检索则不然，由于计算机的运算速度高和数据库存贮量大，特别是对于计算机国际联机检索来讲，计算机技术、通信技术和高密度存贮技术三位一体的发展与应用，使得计算机检索具备了实效性、完整性、广泛性和准确性的特点，能在短时间内检索世界范围内的有关文献信息资料，真正达到了人类知识的共享。

5.特性检索功能强 尽管计算机不能代替人脑，但它能够查找题名、文摘、标引词等所包含的某一特定检索词的资料，还可以根据检索者需要，随心所欲地打印信息用户所需要的信息资料。

6.检索更方便灵活 可以用逻辑配符将多个检索词组配起来进行检索，也可以用通配符、截词符等进行模糊检索或组合检索。

7.检索结果可以直接输出 可以选择性打印、存盘或E-Mail检索结果，有的还可以在线直接订购原文。

三、计算机信息检索系统及基本技术

（一）计算机信息检索系统的构成

一个完整的信息检索系统，通常由信息源、信息组织管理、系统功能、用户接口和系统支持技术等几个部分组成。

1.信息源 是指计算机检索系统信息或数据的来源。信息检索系统中的数据主要来自各种公开文献，如一次文献中的期刊、图书、研究报告、会议论文、专科文献、政府出版物、学位论文；二次文献中的摘要、索引和目录；三次文献中的百科全书、专科词典、名录、指南、手册等。

2.信息组织管理 主要是指信息标引的方法、组织方式和更新周期。信息组织管理科学、实用、合理与否，会直接关系到信息检索的效果。

3.系统功能 取决于系统所能提供的检索途径、检索方式和检索方法。信息检索系统功能的状况会在很大程度上影响检索的结果，例如词表管理。

4.用户接口 承担着用户与系统之间的通信功能，是二者之间实现通信不可缺少的连接系统。它通常由用户模型、信息显示、命令语言和反馈机制等部分构成。

5.系统技术支持 主要是指系统及其软、硬件平台的通用性、兼容性、可靠性和稳定性。用户输入检索词或提问式后，系统要将检索词或提问式与数据库中存储的数据进行比较运算，然后把运算结果输出给用户。

需要指出的是，以上几个组成部分是完整的信息检索系统组成结构，在实际的信息检索系统应用中，信息检索系统的组成实际上就是通俗意义上理解的数据库，数据库是整合了除硬件以外的信息检索系统的组成。下面将重点介绍一下数据库。

（1）数据库的概述　数据库是指计算机存储设备上存放的相互关联的数据的有序集合，是计算机信息检索的重要组成部分。数据库通常由若干个文档组成，每个文档又由若干个记录组成，每条记录则包含若干字段。数据库是多个互相关联的数据的集合，是信息检索系统必不可少的组成部分。

（2）数据库的结构　一个数据库通常由一个主文档和若干个索引文档组成。

顺序文档是以文献记录作为信息存储单元，按文献记录入藏的存取号从小到大顺序排列而形成的目录式文档，由于它存储有关于每篇文献的最完整信息，所以通常又把它称为主文档，相当于印刷型检索工具的正文部分。

倒排文档就是把记录中一切可检字段或属性值抽出，按某种顺序重新加以组织后所得到的一种文档。倒排文档是从主文档中派生出来的，所以又叫作辅助文档。

文档是具有某种特征的全部记录的集合。

记录是构成文档的基本单元，由各种反映文献特征的字段组成。如一篇论文、一件专利、一本图书、一个标准的相关信息都能够成为文档中的一条记录。

字段是记录的基本组成元素。一条记录的常见字段通常包含题名字段、著者字段、主题词字段、文献出处字段（如刊名等）等多种字段。

（3）数据库的类型

1）书目数据库　是指存贮二次文献信息的数据库，也称二次文献数据库。可分为题录数据库、目录数据库、索引与文摘数据库。可用于查明关于某学科（主题）有哪些出版物，某著者有哪些著作，某书的书名、著者、出版商以及如何获得等信息。

2）数值数据库　是一种以自然数值形式表示、计算机可读的数据集合。数值性数据是人们从文献资料中分析提取出来的，或是从实验、观测或统计工作中直接得到的。数据库生产者把这些数据收集起来，经过核实、检验和加工整理，按一定方式组织起来，利用计算机进行存储和检索，就但成了数值数据库。

3）全文数据库　集文献检索与全文提供于一体。优点是免去了检索书目数据库后还得费力去获取原文的麻烦和提供全文字段检索，便于读者对文献的查询。常用的中文全文数据库有：中国期刊全文数据库、中文科技期刊数据库、万方系统的数字化期刊全文数据库。常用英文全文数据库有OVID全文期刊库、SDOS、ProQuest Medical Library等。

4）事实数据库　是一种存放某种具体事实、知识数据的信息集合。中国科学院已建立了"红外谱图库""化学物质毒性库""智能碳-13NMR谱图库"等事实数据库，并已开始对外服务。

5）超文本型数据库　是以超文本的形式存储声音、图像、文字等多种信息的数据库。如美国的蛋白质结构数据库PDB，该数据库中就可以检索和查看蛋白质的三维立体结构。

（二）计算机信息检索的基本技术

1.布尔逻辑检索 是采用逻辑算符将信息提问转换成逻辑表达式，计算机可以根据逻辑表达式所限定的各种运算关系，确定命中文献的基本条件与查找路径，同各篇文献的标识进行匹配，凡符合提问逻辑表达式的文献即作为命中文献输出。它是计算机检索中最常用的运算方法。

（1）逻辑"与" 用于交叉概念或限定关系的组配，实现检索词概念范围的交集，可以缩小检索范围，提高查准率（图2-2）。例如，检索"硝酸甘油治疗心绞痛"方面的文献信息，可用如下检索式：硝酸甘油 AND 心绞痛。

（2）逻辑"或" 用于检索词并列关系（同义词、近义词）的组配，实现检索词概念范围的并集，它可以扩大检索范围，防止漏检，有利于提高查全率（图2-3）。例如，检索有关"艾滋病"的文献资料，可用如下检索式：艾滋病 OR 后天性免疫缺陷综合征 OR 获得性免疫缺陷综合征。

（3）逻辑"非" 用于排除不希望出现的检索词，即检出的记录中只能含有NOT算符前的检索词，但不能同时含有其后的词。它能够缩小命中文献范围，增强检索的准确性（图2-4）。例如，查找"除固体制剂外的各类剂型"的资料，检索的文献记录中必须含有A（剂型），而不含有B（固体制剂）才算命中，其检索式为：剂型 NOT 固体制剂。

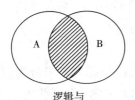

图2-2　逻辑与

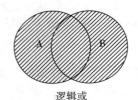

图2-3　逻辑或

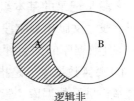

图2-4　逻辑非

在一个完整的布尔逻辑运算式中，可能包含多个逻辑运算符，其运算优先级顺序依次为：（　）>NOT>AND>OR。如：（cancer OR tumor）AND therapy，先运算（cancer OR tumor），再运算 AND therapy。再如，要检索"唐宋诗歌"的有关信息。关键词：唐、宋、诗歌；正确的检索表达式为：（唐 OR 宋）AND 诗歌或者唐 AND 诗歌 OR 宋 AND 诗歌；错误表达式为：唐 OR 宋 AND 诗歌；唐 AND 宋 AND 诗歌；唐 OR 宋 OR 诗歌；唐 AND 宋 OR 诗歌。

2.位置检索 也叫临近检索。文献记录中词语的相对次序或位置不同，所表达的意思可能不同，而同样一个检索表达式中词语的相对次序不同，其表达的检索意图也不一样。位置检索用邻近运算符连接两个检索词，表示要求两个检索词同时出现在同一记录中两词的相互位置必须符合规定的相邻度才能被命中检出，关于几种位置算符的知识在检索的基本策略中有介绍。

3.截词检索 是用截断的词的一个局部进行的检索，并认为凡满足这个词局部中的所有字符（串）的文献，都为命中的文献。按截断的位置分类，截词可分为后截断、前截断、中截断三种类型。

　　不同的系统所用的截词符也不同，常用的有？、$、*等，可分为有限截词（即一个截词符只代表一个字符）和无限截词（一个截词符可代表多个字符）。下面以无限截词举例说明。

　　（1）后截断，前方一致　　如comput？表示computer、computers、computing等。

　　（2）前截断，后方一致　　如？computer表示minicomputer、microcomputers等。

　　（3）中截断，中间一致　　如？comput？表示minicomputer、microcomputers等。

　　4.限定检索　　在绝大多数检索系统中都有一些缩小或约束检索结果的方法，最常用的是对特定字段的限定检索，限制符多为in、=等符号。

　　例如：前缀限制符有AU=限查特定作者；JN=限查特定刊名；LA=限查特定语种；PN=限查特定专利号；PY=限查特定年代。后缀限制符有：/TI=限在题目中查；/AB=限在文摘中查；/DE=限在叙词标引中查。

　　5.精确检索与模糊检索

　　（1）精确检索　　实际上是检索形式上完全匹配的检索词，一般使用在主题词、作者等字段。例如以精确检索方式在主题词字段中检索"麻醉"一词，那么在主题词字段中出现"麻醉所用药物""麻醉方法"等复合词的记录就并非命中记录，一定是单独以"麻醉"出现才算匹配。

　　（2）模糊检索　　类似智能检索或概念检索，系统不但忽略复合词，可能还会自动返回包含它认为意义相近的检索词的记录。

四、计算机信息检索方式及功能

（一）检索方式

　　1.命令式检索　　主要用于联机检索系统，也应用于许多网络版数据库的检索。检索式由若干检索词组搭配形成。

　　2.菜单式检索　　是一种适合于初学者使用的简便易行的检索方法，也是计算机检索系统中最常用的检索方式之一。

　　3.浏览式查询　　多用于网络信息资源的超文本或超媒体检索，又称冲浪式检索。互联网大都具有导航浏览式检索功能。

（二）检索功能

　　1.浏览　　是人工检索语言的应用与延伸，方便用户按照知识体系来查阅相关信息。

　　2.简单检索　　这类检索界面通常只提供简单的检索界面，帮助用户方便提交检索式。

　　3.复杂检索　　又称为高级检索，在复杂检索界面可以使用各种组配算符组合两个或两个以上的检索词，对较复杂的检索课题实现精确检索。

五、计算机检索结果显示

检索结果的输出有多种方式，包括显示、复制、打印、传输、下载、邮件等，输出形式包括目录、题录、文摘、全文或自定义形式等，还可以对检索结果作出选择，加以输出。如果数据库本身没有全文，就要记录可获原始文献的依据及线索。

思考题

（1）信息、知识、文献、情报的关系是什么？

（2）信息的作用包括哪几个方面？

（3）信息资源的类型有哪些？

（4）按信息著录级别类型可将信息资源划分为哪几类？

（5）信息检索的类型有哪些？

模块二
信息检索实际应用

项目三　图书馆资源利用

PPT

📖 **学习目标**

知识目标

1.掌握　图书馆文献资源的查找。

2.熟悉　图书馆资源及服务。

3.了解　信息资源共享与文献传递。

技能目标

1.能够选择正确的方法进行图书馆文献资源的查找。

2.能够具备进行信息资源共享与文献传递的意识和行动。

任务一　图书馆资源及服务

图书馆是搜集、整理、收藏图书资料以供人阅览、参考的机构，具有保存人类文化遗产、开发信息资源、参与社会教育等职能。

一、图书馆资源

图书馆资源主要有以下几种。①文献信息资源：包括图书、期刊、报纸等印刷型或数字化型资源。②设备资源：包括计算机、上网接口（有线上网、无线上网）、复印机、扫描仪等。③人力资源：包括用户培训人员、参考咨询馆员、科技查新人员、各种文献资源的管理人员等。以下重点介绍文献信息资源。

（一）文献信息资源（馆藏文献）的类型

1.按载体形式分类　印刷型、机读型。

2.按出版形式分类　图书、期刊、专利、标准、学位论文、会议文献等。

3.按加工层次分类　一次文献（原始研究）、二次文献（检索工具，常见的有馆藏目录、联合目录、图书馆所购各类文献数据库）、三次文献（主要是参考工具书）。

（二）文献信息资源（馆藏文献）的组织

文献的组织是指对文献进行排序，使之有序化的过程。可使用不同类型的检索语言进行文献组织。如利用题名语言，将文献按标题进行排序；利用著者语言，将文献按著者姓名进行排序；利用主题语言或分类语言，将文献按照内容进行排序等。文献经过组织后，就可按其组织方式进行查找。

（三）文献信息资源（馆藏文献）的排架

排架主要是针对印刷型文献而言的。馆藏文献排架是指将图书馆所购书刊按某一种特定组织方式系统、科学地排列在图书馆的书架上，以便查找。不同图书馆、不同类型的文献其组织方式不一样。

1.图书排架 国内图书馆的图书大多是按照索书号排架的，索书号以分类号来区分不同类别图书，国内常用的分类号大都采用《中国图书馆分类法》的分类系统。

索书号，顾名思义就是可凭此号寻找图书、索取图书。大家在借还图书的过程中会看到在图书的书脊上有一个标签，上面有由字母和数字组成的号码，此号码就是索书号（图3-1）。利用《中国图书馆分类法》分类的结果是使每种图书都获得一个分类号，但仅有一个分类号是不够的，因为同一类图书可能有很多种，所以还有必要进行进一步区分。在分类的基础上，再赋予每种图书一个书次号，共同组成图书的索书号。

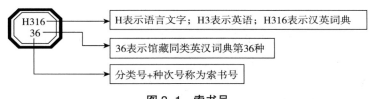

图 3-1 索书号

分类号的主要作用就是把图书按学科区分开来，把论述相同学科内容的图书归纳到统一的类号下，例如把无机化学方面的书全部归纳到O61这个类号中，把有关计算机的书归到TP3类中。书次号是用来区分每类图书中的各种图书和每册图书的，例如，通过不同的书次号，把O61类中的《基础无机化学》《高等无机化学》《无机化学命名原则》一一区分开来。书次号的取法比较多，目前主要采用种次号和著者号两种。

种次号是根据图书分类时的先后次序，对同类书按种依次给予不同的顺序号而形成的号码，如1，2，3，4…99等号码；同一类目下，后一种图书的号码是前一种图书的号码加"1"。

著者号是以代表文献著者名称的号码来区分同一分类号的不同文献，一般需利用著者号码表。在馆藏系统中，每种索书号是唯一的，可借以准确地确定馆藏图书在书架上的排列位置，是读者查找图书非常必要的代码信息。

图书馆中文图书的索书号由《中国图书馆分类法》的分类号和种次号两部分构成，例如《POWER BUILDER 7.0开发实例详解》一书的索书号为TP311.56 / H54，这个索书号的含义有两层，"TP311.56"是分类号，"H54"是种次号，其中"H"表示该书是中文图书；"54"表示该书是图书馆收藏的该类中文图书中的第54种。

西文图书的书次号采用著者号，如TP368.5/W515。

日文图书的书次号采用的是种次号，如 O151.2/R4（其中R代表日文）。

图书馆藏书都是按索书号排架的，确定不同索书号排列顺序的步骤是：先比较分类号码，如分类号码相同再比较种次号。

（1）分类号的排列采用由左至右逐位对比的方法进行排列，先比较字母部分，再比较数字部分。字母部分按英文字母固有的次序排列。

例：B2 中国哲学

B3 世界哲学

E27 各种武装力量

E512 苏联军事

（2）分类号中的阿拉伯数字以小数制排列。

例：B021 辩证唯物主义的物质论

B022 辩证唯物主义的意识论

B022.2 客观规律性与主观能动性

D035.37 交通公安管理

D035.4 监察、监督

（3）数字之后如还有字母，则在前部类号相同的基础上，再按字母顺序排列。

例：TP312AL ALGOL 程序语言

TP312BA BASIC 程序语言

TP312CO COBOL 程序语言

2. 期刊排架　期刊排架的方法种类繁多，据统计有40余种之多。而见诸图书馆专业刊物上有关介绍排架方法，总结排架工作经验的文章对各类排架方法又往往是仁者见仁、智者见智。究其原因，主要是对其所介绍的排架方法，往往依据的仅为作者本人所在单位的经验总结，缺少横向比较。尤其是各馆的条件千差万别，其规模大小、读者文化层次、管理人员业务水平、读者借阅习惯等各种因素，均会对排架产生影响。各馆都有其自身的特点，不可能相同，因而某一排架方法对某馆或某一类型的馆可能适用，其优越性可以充分发挥，其缺点可能得到一定程度的克服；而在另一类型的图书馆，由于具体条件的差异，效果可能完全不同。

目前国内各图书馆期刊排架方式没有统一标准。常见的排架方法有按期刊名称排架、按期刊分类排架、按期刊固定号排架等。

二、图书馆服务

图书馆主要提供以下一些服务。

（一）借阅服务

图书借阅室是图书馆向读者出借各种图书的地方，主要提供外借和内阅两种服务。

（二）馆藏文献检索服务

文献检索服务是现代图书馆服务的主要内容之一。加强文献检索服务，多途径开发文献信息资源，提高馆藏文献利用率是图书情报工作的主要任务及其发展趋势。特别是在科学技术高速发展、科技文献量激增、类型繁多、内容交叉重复、加之边缘学科和新兴学科的发展，科技文献高度分散，人们查找、传递所需专业文献费时费力的情况下，检索服务可以使读者用较少的时间和精力，了解有关学科概貌、水平和发展趋势，并在一定程度上宣传、揭示文献馆藏，激发潜在用户对馆藏文献的兴趣，从而提高馆藏文献的利用率，因而文献检索服务具有不可忽视的作用。主要利用的工具有OPAC、检索工具、参考工具书等。

（三）参考咨询服务

参考咨询服务主要负责解答读者在利用图书馆过程中产生的各种问题，内容涉及馆藏资源及其利用、文献查找途径及查找中遇到的问题、图书馆的各项服务与规则等，目的在于帮助读者更有效地利用图书馆。主要方式有现场咨询、电话咨询、留言板咨询、电子邮件咨询以及实时咨询等。

（四）科技查新服务

科技查新（简称查新）是指具有查新业务资质的查新机构根据查新委托人提供的需要查证其新颖性的科学技术内容，按照《科技查新规范》进行操作，并作出结论（查新报告）。科技查新是文献检索和情报调研相结合的情报研究工作，它以文献为基础，以文献检索和情报调研为手段，以检出结果为依据，通过综合分析，对查新项目的新颖性进行情报学审查，写出有依据、有分析、有对比、有结论的查新报告，也就是说查新是以通过检出文献的客观事实来对项目的新颖性作出结论。因此，查新有较严格的年限、范围和程序规定，有查全、查准的严格要求，要给出明确的结论，查新结论具有客观性和鉴证性，但不是全面的成果评审结论。这些都是单纯的文献检索所不具备的，也有别于专家评审。主要包括立项查新和成果查新等。

（五）文献传递服务

馆际互借是图书馆为了共享信息资源，在馆与馆之间达成馆际互借协议，当本馆的馆藏文献不能满足读者需要时，向对方馆去借本馆未收藏的文献资料。文献传递是将读者所需的文献复制品以有效的方式，直接或间接传递给用户的一种文献提供服务，是在信息技术的支撑下从馆际互借发展而来，具有快速、高效、简便的特点。

（六）宣传报道服务

由于图书馆含有大量资源且内容非常丰富，一般使用人员很难有全面的认识，因此图书馆的宣传报道服务主要包括进行文献资源方面的宣传和报道，让人们更加了解图书馆，从而进一步加强图书馆资源的充分利用。

（七）其他服务

除了上述一些基本的服务外，图书馆还可以提供展览、打字、装订、文献复制等服务。

三、图书馆类型

（一）国际标准

1974年国际标准化组织颁布的ISO《国际图书馆统计标准》中"图书馆的分类"一章将图书馆划分为：国家图书馆、高等院校图书馆、其他主要的非专门图书馆、学校图书馆、专门图书馆和公共图书馆六大类。

（二）中国分类

1.按图书馆的管理体制（隶属关系）分类　如文化系统图书馆、教育系统图书馆、科学研究系统图书馆、工会系统图书馆、共青团系统图书馆、军事系统图书馆等。

2.按馆藏文献范围分类　如综合性图书馆、专业性图书馆等。

3.按用户群分类　如儿童图书馆、盲人图书馆、少数民族图书馆等。

4.按图书载体分类　如传统图书馆、数字图书馆、移动图书馆、真人图书馆等。

对图书馆类型的划分不能只采用单一的标准，必须把各种标准结合起来使用，才具有完全的意义。在上述各类型图书馆中，通常认为公共图书馆、科学图书馆、高等院校图书馆是我国整个图书馆事业的三大支柱。

（三）十大图书馆

1.世界十大图书馆

（1）美国国会图书馆（华盛顿）

（2）俄罗斯国立图书馆（莫斯科）

（3）中国国家图书馆（北京）

（4）俄罗斯国家图书馆（圣彼得堡）

（5）大英图书馆（伦敦）

（6）哈佛大学图书馆（马萨诸塞）

（7）法国国家图书馆（巴黎）

（8）莱比锡图书馆（属于德意志国家图书馆）（莱比锡）

（9）日本国会图书馆（东京）

（10）法兰克福图书馆（属于德意志国家图书馆）（法兰克福）

2.中国十大图书馆

（1）中国国家图书馆（北京）

（2）上海图书馆（上海）

（3）南京图书馆（南京）

（4）中国科学院文献情报中心（北京）

（5）北京大学图书馆（北京）

（6）重庆图书馆（重庆）

（7）山东省图书馆（济南）

（8）四川省图书馆（成都）

（9）天津市人民图书馆（天津）

（10）广东省中山图书馆（广州）

四、参考工具书

参考工具书（reference book）是根据一定的社会需要，广泛汇集某一范围的知识信息，按照特定方法编排，专为人们解决疑难或检索有关信息的图书。参考工具书主要用于进行数据型、事实型的检索，有印刷版本的也有电子版的，由于其特殊性，在有些图书馆中将其置于专门的参考工具书阅览室，随着技术的发展，参考工具书也被做成电子资源，可以通过网络免费使用。

（一）参考工具书的特点

1.查考性　从作用上说，是查找特定信息的，非供系统阅读的。

2.概括性　从内容上说，具有全面性、扼要性和概括性的特点。

3.易检性　从编排体例上说，具有易检性的特点。

（二）参考工具书的作用

（1）解答疑难问题。

（2）指示读书门径。

（3）提供参考资料。

（4）掌握科研信息。

（三）参考工具书的编排方式

1.字顺法　是以字或词的笔画多少，或读音的字母顺序编排的方法。此法主要用于字（词）典、辞典的排检，还用于各类工具书所附索引或目录的排检，如手册、百科全书等类工具书所附词条术语或所附中英文索引的排检。

（1）西文字顺法　有逐字母排列法和逐词排列法两种。逐字母排列法是将标目用词连起来作为一个单元逐个字母进行排比次序，因不符一般习惯且破坏字面成族，故很少被采用。逐词排列法是先以第一个词作为一个单元排比次序，若第一个词相同，则以第二个词排比次序，仍此类推，此法使用最为普遍。

西文字顺排列法具体规则主要如下。

1）其字符排检顺序是空格、破折号、连字符、斜线、圆点、数字（0/9）、英文字母

（A/Z）、非罗马字母。所有字母的变音符号及标点符号一律不予考虑。

2）符号"&"转换成所代表的相应文种的原连接词词形排列。

3）缩写词按其在标目中出现的书写形式排列。

4）首冠词不予排列。但作为地名、人名整体不可缺少的首冠词和作为数词的不定冠词要排列；非英文文种的复合冠词应予排列。

5）地名和人名的前缀作一单词排列，但前缀与地名、人名相连或其间加一省略符号连接者则与其后的词作为一个整词排列。

6）年、月、日依其出现的形式（文字或数字）排列。

7）国名简称，按其全称排列。

8）会议召开的年代、届次，手册或年鉴的年代等，数词一律排在会名、书名后。

9）书名中的数词、年代、版次、卷次等一律按数词的自然顺序排列。

10）作为书名组成部分的拉丁字母数词，均按拉丁字母排列，不按阿拉伯数字排列。

（2）中文字顺法

1）汉语拼音法　按照拼音排序，拼音相同按四声，四声相同按笔画。

2）笔画笔顺法　按笔画数排序，笔画数少排前、多排后，笔画相同则按起笔笔型排。

3）部首法　按汉字形态、部首、偏旁归类，再按部首、偏旁的笔画排序。

4）号码法　将汉字的各种笔形变成数字，然后再按数字的顺序排列。

2．分类法　分成体系分类法和功能分类法。体系分类法实际上是按学科分类的方法，大多数参考工具书都按这一方法排检，如手册、百科全书、年鉴、产品资料、名录等。功能分类就是按收录的内容功能不同分类。大多数的电子元器件及其产品特性手册、电气电子类产品目录或电气电子类的其他各种手册，都是按功能分类的。

3．主题法　就是按主题词的字顺编排的方法。如一些学科性术语词条解释等，是按学科的主题词字顺排检的。但主题法一般较少用作正文内容的排检，而主要用于各种工具书索引的排检，作为一个辅助性的工具。

4．时序法　即是按时间顺序编排的方法。统计资料、年鉴等工具书都用这种排检方法。

5．地序法　是地理、地域编排的方法，如洲、国家、地区、省、市、县等。如地名录、机构名录类工具书，许多是按地序排检的，也有一些年鉴、人名录或产品目录也是按地序排检的。

（四）参考工具书的结构

1．前言　阐述该工具书的性质、使用对象、作用及收录的资料范围等。

2．凡例　介绍该工具书的编排和使用方法，有简短的说明和举例。

3．目录（目次）　反映工具书正文的编排方法，提供查阅正文的一种检索途径。

4．正文　一般按目录（目次）的分类、主题、时间、地域等排列，在每一类目或主题或时间之下，再按篇目或条目排列。

5.辅助索引 排列在正文后，一般有关键词、书名、著者、年代、地名、各种序号等索引，提供除目录（目次）以外查阅工具书正文的其他检索途径。

6.附录 扩大工具书的查考性能，通常表现为缩略语表、简表、评述等形式，介绍与本工具书有关的知识性资料。

（五）参考工具书的类型

1.按包含的内容分类 综合性参考工具书、专科性参考工具书。

2.按文种分类 中文参考工具书、外文参考工具书。

3.按载体分类 印刷型参考工具书、非印刷型参考工具书（包括声像资料及光盘等）。

4.按功用分类 字典与词典、药典、百科全书、年鉴、手册、指南、图谱、表谱等。

（1）字典与词典 是收录字、词的出版物，其内容在于注释字、词、科技名词术语、缩略语的形、音、义、全称、用法、不同文种的对译等。科技类的辞（词）典，主要是用于学科名词术语或定义的解释或不同文种的互译对照。如《现代电子学辞典——英汉、英汉名词对照》《英汉计算机辞典》《电子工业技术词典》均属于此类，它们还兼备英汉对照的功能。字、词、辞典是汉语划分，英语没这种区别。

字典与词典一般按字顺法编排。字典是主要以字为收录单位，解释文字形、音、义的工具书。辞典（也称词典）是以词语为收录单位，说明一般语词和特殊语词的概念、用法和读音的工具书。基本作用是解答有关字和词的问题。

常用医学辞典有《辞海》（医药卫生分册）、《英汉医学词典》、《诊断学大辞典》、《临床医学综合征词典》、《道兰图解医学词典》（Dorland's Illustrated Medical Dictionary）。综合性在线词典有YourDictionary、韦氏词典、金山词霸在线词典等。医学在线词典有Medical Dictionary Online、英汉医学词典等。

（2）药典 是记载药品标准和规格的国家法典。是国家管理药品生产、供应、使用与检验的依据。药典一般由国家编撰并由政府颁布施行，具有法律约束力。其基本作用是查询特定药品的别名、化学结构、性状、用途、用法与用量、禁忌证与副作用、含量测定、鉴别、炮制、规格、储藏等。

常用药典有《中华人民共和国药典》（2020版）、《美国药典/国家处方集》（The United States Pharmacopoeia/National Formulary）、《欧洲药典》（European Pharmacopoeia）、《马丁代尔大药典》（Martindale：The Complete Drug Reference）等。

（3）百科全书 是广泛汇集人类已有的知识，以概要方式表述，并提供检索手段的多功能工具书。百科全书收录的内容包括各学科或专业的定义、原理、方法、基本概念、历史及现状、统计资料、书目和重大事件等各方面的资料。百科全书有综合性和专科性之分：综合性百科全书包含多个学科和领域的知识；专科性百科全书提供的是只限于某个学科或领域的知识。百科全书多采用词条的方式编排，其基本作用为回答"是什么"（what）、"时间"（when）、"地点"（where）、"人物"（who）、"怎么样"（how）、"为什么"（why）等问题，被称为"工具书之王"。

世界著名的综合性百科全书有《不列颠百科全书》（Encyclopedia Britannica）、《美国百科全书》（The Encyclopedia Americana）、《科里尔百科全书》（Collier's Encyclopedia）等。医学百科全书主要有《中国医学百科全书》（共76个分册，89个分卷）《默克索引：化合物、药物和生物制品百科全书》、MedlinePlus 中的 Medical Encyclopedia。

（4）年鉴　是收录某年内发生的事情和其他动向性问题的年度性出版物。其内容包含年内的各类事实、数据、统计资料、图表、图片及近期发展动向等。年鉴有综合性和专科性之分。按照习惯，Almanacs 多指综合性年鉴，Yearbooks 多指专科性年鉴。按其收录的地域范围不同，则有地区性年鉴、国际性年鉴和世界性年鉴等。

作为年度性的各类统计资料，尤以统计年鉴最有权威和详尽。如要查找我国某年度电气电子类工业企业的人员、各种产品的产销数据、重要研究成果或产品的进出口等各类事实和数据，可以在专业性年鉴或统计年鉴中检索。

我国医学类年鉴主要有《中国医学科学年鉴》《中国卫生年鉴》《中国外科学年鉴》《中国内科学年鉴》《中国药学年鉴》等。

（5）手册　汇集某一学科领域、某一方面基本知识和数据以供随时翻检的实用便捷性工具书。手册文字简练，图文并茂，内容充实可靠，查阅携带方便，实用性强。其基本作用是综合性手册包括众多领域的实用知识和资料，供一般用户查找各种基本知识和资料；专业性手册多半是围绕某一学科或某一领域汇编而成，供专业人员查找专门知识和资料。

常用医学手册有《临床医师手册》（有外科、妇产科、儿科、内科、耳鼻咽喉科、皮肤科、口腔科、眼科、针灸理疗、检验、药剂、放射等多个分册）、《人体正常数据手册》、《常用药物手册》、《医学常用数据手册》、《默克诊疗手册》、《医师桌上手册》等。

（6）名录　收录专名（人名、地名和机构名等）、提供其基本信息的工具书。包括：①人名录，又叫名人录，简要介绍特定地域、时间、专业领域内专家或知名人士的姓名、生卒时间、生平、职务、论著、成就等情况，如《国际医学名人录》《中国中医人名录》等。②机构名录是介绍组织机构名称及有关信息的工具书，一般包括机构名称、地址、电话、成立日期、宗旨、成员、历史及当前业务状况等。

（7）图谱　是以图像揭示事物的工具书。①地图集：用图像表述地球表面各种自然现象、社会现象、地理分布的工具书，如《世界地图集》《精神卫生地图集》。②历史、文物图录：用图像表述历史事件、历史人物和文物的工具书，如《简明中国历史图册》等。③学科图谱：汇集了某一学科的图像，如医学图谱品种繁多，有解剖图谱、病理组织学图谱、细胞图谱、中药图谱等。

（8）表谱　是汇集某一方面资料，采用表格或类似表格的形式编制而成的工具书。①年表：可用来查考历史年月、大事，如《中外历史年表》。②历表：可用来换算不同历法，如《两千年中西历对照表》。③人物表谱：可查考某人物逐年活动，如《马克思恩格斯生平事业年表》。④各种学科用表：可用来查考该学科常用数据、公式等，如《高等数学公式表》。

（六）医学参考工具书的作用

1. 查找医学词语。
2. 查找医学人物资料。
3. 查找医学机构资料。
4. 查找医学界大事资料。
5. 查找医学统计资料。
6. 查找医学图像资料。
7. 查找药物资料。

五、图书馆基本秩序

1. 严禁在图书馆内吸烟。
2. 保持室内整洁，禁止将食物及饮料带入馆内。
3. 保持室内安静，入馆后将电子设备关机或调为静音状态，在馆内请轻声交谈，以免影响他人阅读。
4. 尊重管理人员，做个文明读者。
5. 爱护书刊资料及一切公共财物，切勿涂抹、撕毁、私藏书刊。

任务二　图书馆文献资源的查找

一、OPAC 微课

OPAC，全称 Online Public Access Catalogue，在图书馆学上被称作"联机公共目录查询系统"。读者可以万维网实现图书的查找和借阅。原来的电子书目用 TELNET 作为技术支持，但是已不能满足现今图书馆联盟间的书目汇总的需求。现在的网上书目多对地区性图书馆的书目加以汇总，能使读者的查询结果覆盖更大范围的图书馆。一般用于检索馆藏文献。

（一）检索途径

根据图书的特性，在网上查找书目也有不同的方式。其中最普及的查找方式有书名检索、作者检索、ISBN 检索、年份检索、出版社检索，还有一些不常月，但十分重要的检索方法，如分类法检索、导出词检索、丛书检索、套书检索等，这些项目都可以在 OPAC 数据库里进行检索。

（二）检索模式

1.基本检索

（1）题名检索　该检索比较简单，只需输入完整书名或书名的一部分。

（2）责任者检索

1）只有一个真名的著者，只要把其姓名输入即可。

2）如果著者有笔名或化名，则必须选用读者最广为熟知的名字作为检索词。例如，"鲁迅"，真名是"周树人"。检索书目时要用"鲁迅"。

3）外国著者：外国人书写姓名的习惯与中国人不同，往往是名在前、姓在后；所以在输入著者姓名时，首先输入他的姓，然后再输入他的名字。

（3）ISBN/ISSN检索 ISBN是"国际标准书号"的英文简写，格式一般为"978-7-××××-××××-×"，总长度15个字符；ISSN是"国际标准连续出版物号"的英文简写，格式一般为"××××-××××"，总长度9个字符；检索时，输入国际标准书号或国际标准连续出版物编号即可。

（4）出版社检索 输入出版社的名称，如中国医药科技出版社等。

（5）分类号检索 分类号代表图书内容所属的学科类目，输入完整的分类号或分类号的一部分即可，如输入I247.57或I247。

（6）主题词检索 这是一种既省时省力又高质量的检索方式，但"主题词"不等于关键词，它是对学术概念或文献形式的一种规范化、标准化的描述。如果用的不当，也很难查到有用的东西。在使用主题词检索前，首先要保证主题词的准确。

（7）统一刊号检索 国内统一刊号是指我国报刊的代号，是报刊管理部门为了便于报刊统计、管理而按一定规则进行编排的号码总称。此检索功能主要是为了报刊管理部门检索方便而设计的。

（8）馆藏条码检索 根据管理集成系统的编码要求，并结合本馆馆藏构成的实际情况，按照一定的编码规则，制定了馆藏条形码，检索时，输入图书的馆藏条码即可。

2.高级检索 即复杂检索，即通过下拉菜单的"并且""或者"等逻辑组配符对不同检索词进行不同关系的组合，从而适当扩展或者缩小检索的主题范围。一般下拉菜单中有"题名""责任者""ISBN""ISSN""出版社""分类号""主题词""统一刊号""馆藏条码"等，可以寻求几个检索词的逻辑组合进行检索。

（三）检索步骤

（1）选择检索入口。

（2）选择匹配方式。

（3）在检索输入框中输入检索词，单击检索按钮。

（4）点击检索结果中的某条记录，查看详细内容。

（5）开始一个新的检索，或在结果当中进行再次检索。

（四）OPAC实例

某图书馆OPAC系统如图3-2所示。

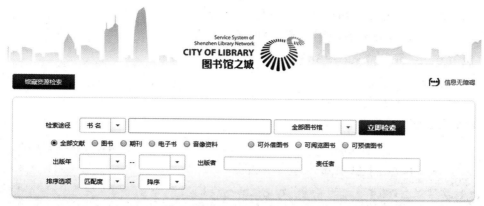

图 3-2　某图书馆 OPAC 系统

二、CALIS

（一）CALIS简介

CALIS（China Academic Library & Information System）的中文全称是中国高等教育文献保障系统，是经国务院批准的我国高等教育"211工程""九五""十五"总体规划中三个公共服务体系之一。

CALIS管理中心设在北京大学，下设文理、工程、农学、医学四个全国文献信息服务中心和华东北、华东南、华中、华南、西北、西南、东北七个地区文献信息服务中心以及一个东北地区国防文献信息服务中心。

CALIS联合目录公共检索系统采用WEB方式提供查询和浏览服务。利用该统一检索平台可以检索不同高校图书馆的藏馆书目信息。CALIS为全国高校的教学科研提供书刊文献资源网络公共查询，支持高校图书馆系统的联机合作编目，为成员馆之间实现馆藏资源共享、馆际互借和文献传递奠定基础。

（二）CALIS的主要功能

1.简单检索

（1）检索特点　系统支持一个检索条件的检索。系统提供的检索字段有题名、责任者、主题、ISSN、ISBN和全面检索等。

（2）检索步骤

1）分析课题、找出课题给出的检索条件。

2）选择检索字段。

3）输入检索词。

4）执行检索，得到检索结果。

5）选中篇名，即可查看其数目信息和馆藏信息。

6）如果检索结果过多，可进行二次检索。

（3）实例　查询《微生物应用技术》的书籍。

1）检索方式　简单检索（图3-3）。

2）检索字段　题名。

3）检索词　微生物应用技术。

检索结果如图3-4所示。

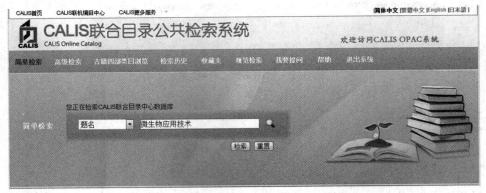

图3-3　CALIS简单检索

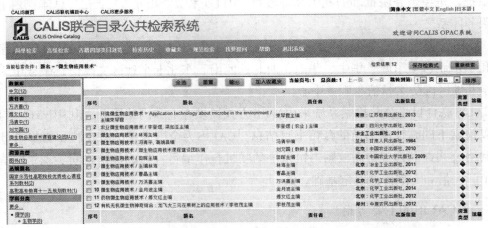

图3-4　CALIS简单检索结果

2.高级检索

（1）检索特点

1）系统提供了题名、作者、主题、ISBN等检索字段。

2）可进行三个检索条件的复合检索，各检索条件之间的组配关系包括"与""或""非"。高级检索可对资料类型、语言和出版时间等加以限定。

（2）检索步骤

1）分析课题、找出课题给出的检索条件以及各检索条件之间的逻辑关系。

2）选择检索字段。

3）输入对应的检索词。

4）根据课题要求进行资料类型、出版形式以及时间的限制。

5）执行检索，得到检索结果。

6）选中篇名，即可查看其数目信息和馆藏信息。

7）如果检索结果过多，可进行二次检索。

（3）实例　查找中国医药科技出版社在2010年以后出版的《药剂学》的书，包含主题关于药物内容（图3-5）。

1）检索字段　题名、出版者、主题。

2）对应检索词　药剂学、中国医药科技出版社、药物。

3）内容特征　全部。

4）语种　汉语。

5）出版时间　>=2010。

检索结果如图3-6所示。

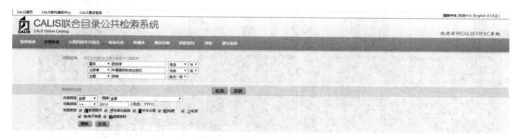

图 3-5　CALIS 高级检索

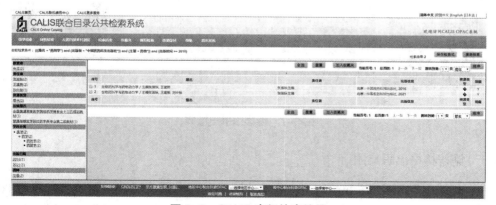

图 3-6　CALIS 高级检索结果

三、书业网站

（一）出版信息网站

中国图书出版网是一个面向所有图书出版单位和从业人员的管理和服务性网站，内容涉及图书出版的方方面面。其主要任务是宣传党和政府有关图书出版方面的相关政策法规，发布政务信息，介绍行业动态。中国图书出版网由出版机构、版权动态、图书资讯、书摘书评、热点新闻、音像动漫等部分组成，还包含中国报刊名录数据库、传统出版专题数据库、职业资格考试系统、政策法规知识数据库、数字出版专题数据库等数据库。

中国图书出版网采用会员制的管理办法，向所有图书出版单位及从业人员开放，主要围绕图书出版，提供法律法规、出版管理、教育培训和行业资讯等多种信息服务。会员用户通过浏览器以合法会员的身份登录，依权限的不同进行信息浏览、网上查询、网上申报等操作。从中国图书出版网可以及时了解新闻出版主管单位的重要通知、政务活动、业界动态、深度分析信息和图书资讯等。中国图书出版网已经成为出版单位和从业人员了解行业重要信息的窗口（图3-7）。

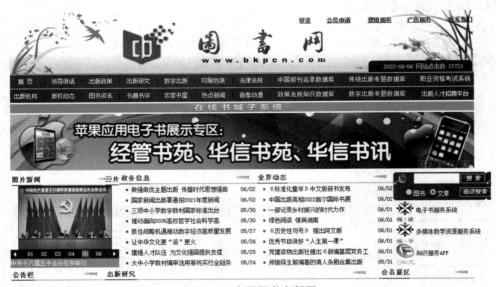

图 3-7　中国图书出版网

（二）施普林格出版集团

施普林格出版集团（Springer Group）是德国第三大出版公司，国际著名科技图书出版集团，其子公司遍布全球。现出版医学、理学和工学各专业图书，其作者中不乏名人，如诺贝尔奖获得者等。

施普林格出版集团总部设在德国柏林和海德尔堡，另在美国纽约、英国伦敦、日本东京、法国巴黎、西班牙巴塞罗那、意大利米兰、新加坡和中国香港，都设有子公司。在德国、奥地利和瑞士，还拥有许多出版公司、书店和工业实体。

施普林格出版集团出版的图书，按专业分为：化学、计算机技术、经济与管理、工程技术、环境科学、地球科学、法律、生命科学、数学、医学、药学、物理、心理学和统计学等。其网络主页如图3-8所示。

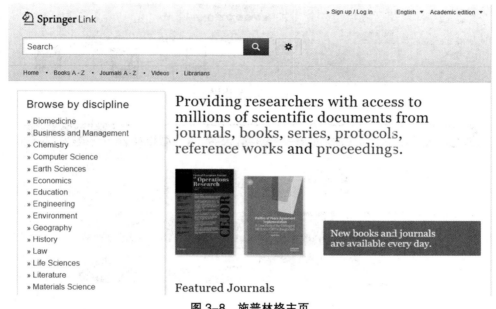

图3-8　施普林格主页

（三）网上书店

1.当当网　是知名的综合性网上购物商城，从1999年11月正式开通至今，当当已从早期的网上卖书拓展到网上卖各品类百货，包括图书音像、美妆、家居、母婴、服装和3C数码等几十个大类，数百万种商品。当当于美国时间2010年12月8日在纽约证券交易所正式挂牌上市，成为中国第一家完全基于线上业务、在美国上市的B2C网上商城（图3-9）。

2.卓越亚马逊　亚马逊中国是一家中国B2C电子商务网站，前身为卓越网，被亚马逊公司收购后，成为其子公司。经营图书音像软件、图书、影视等。卓越网创立于2000年，为客户提供各类图书、音像、软件、玩具礼品、百货等商品。亚马逊中国总部设在北京，并成立了上海和广州分公司（图3-10）。

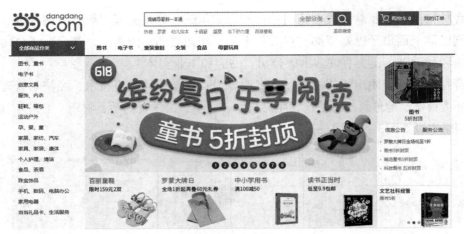

图 3-9　当当网

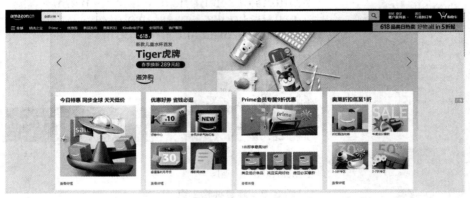

图 3-10　卓越亚马逊

任务三　信息资源共享与文献传递

　　图书馆资源共享是图书馆的职能由一些图书馆共同分担的运转方式，目标是提高图书馆的经济和社会效益，让读者可获得更多的资料和服务。各馆可以用最少的经费提供尽可能多的资料和服务。共享的资源可以是实物、人员或资金，包括馆藏资料、图书馆目录、工作人员的专长、存贮设施和计算机等设备。

一、信息资源共享理念

　　信息资源共享是指图书馆在自愿、平等、互惠的基础上，通过建立图书馆与图书馆之间和图书馆与其他相关机构之间的各种合作、协作、协调关系，利用各种技术、方法和途径，开展共同揭示、共同建设和共同利用信息资源，以最大限度满足用户的信息资源需求的全部活动。早期主要是文献资源共享，现在包含了资源共建和服务协同两重含义。

二、信息资源共享的内涵

1.狭义的信息资源共享　通过馆际互借、文献传递、馆际互阅、联合咨询、网上阅读等相互利用他馆文献信息资源的活动。

2.广义的信息资源共享　包括共建、共知、共享。

（1）共建　是共享的物质基础，没有信息资源的共建，共享就没有充分的信息资源保证。

（2）共知　是共建和共享的信息基础，没有书目信息资源的共知，共建和共享就无从谈起。

（3）共享　是共建和共知的目的，最大限度满足用户的信息需求。

三、信息资源共享的基本原则

（一）自愿原则

自愿本身就意味着积极参与，只有所有参与者充分发挥积极性和主观能动性，才能保障信息资源共享得以持续健康的发展。

（二）平等原则

无论大馆、小馆、发达的馆、落后的馆，在信息资源共享体系中都具有平等的权利、责任和义务。三者是相辅相成的统一体，单纯强调其中任何一项，信息资源共享就不可能真正得以实施。

（三）互惠原则

互惠是以不单向享受对方的利益，或者不损害参与者彼此之间的利益为前提的。只有在彼此均能获得平等利益的前提下，才能确保所有参与者的积极性和主动性，才能够使信息资源共享得以持续健康的发展。

（四）三个原则之间的关系

互惠原则是自愿原则和平等原则的出发点和最终归宿；平等原则是互惠原则的途径和手段；自愿原则是互惠原则和平等原则的前提。

四、信息资源共享的目标

信息资源共享的最终目标是使任何人在任何时候、任何地点，均可以获得任何图书馆的任何信息资源。

实现上述目标将是一个漫长的过程。在现阶段，应该致力于构建一个全方位、多层次的信息资源保障体系。在国家层次上，这一保障体系要建立能满足全国需求的完备的文献收藏，并促进其开发与利用。要通过公共图书馆、大学图书馆和其他类型图书馆以及相关机构的合作，实现信息资源协调采购、联机合作编目、联机书目查询、馆际互借、文献传递、网上联合咨询等功能。

五、信息资源共享的实现方式与手段

（一）实现方式

1.建立图书馆联盟　为了实现资源共享、利益互惠的目的而组织起来的、受共同认可的协议和合同制约的图书馆合作组织和机构。

大学图书馆是大学的重要支柱之一。国际研究表明，大学的声望与大学图书馆的藏书之间存在着密切的关系。对图书馆的投资与重视是每一所大学的责任。

便捷高效地获取信息是大学教学、科研与社会服务活动的基础。为高水平的人才培养和科学创新研究提供充分的信息保障，是大学图书馆的使命。最大限度地满足校内外读者的信息需求，实现最广泛的信息资源共享，是大学图书馆追求的崇高目标。

在数字时代，读者前往图书馆将不再仅是为了查找本馆馆藏，单一图书馆仅利用本馆馆藏将不再能满足读者信息需求，单一图书馆独立建设馆藏的方式已经不再适用，图书馆合作是国际趋势。

在数字时代，信息资源共享是时代的要求。图书馆代表的是公共利益，信息资源共享的目的是使社会公众获益。信息资源共享是图书馆为解决信息数量的急剧增长以及用户对信息资源的无限需求与图书馆对信息载体有限的收集和处理能力之间的矛盾，而作出的理性选择。

2.建设数字图书馆　数字图书馆是图书馆在信息网络时代的必然选择与必由之路，已经深刻地改变了人们的事业形态。当前，我国数字图书馆建设正面临良好的发展机遇，建设覆盖全国的数字图书馆服务体系已经成为可能。当前，随着城市化进程的加快，图书馆在城市化建设中的作用也日益凸显，特别是数字图书馆建设已经成为现代数字城市、智慧城市建设的重要内容。

在数字技术和网络技术的影响下，图书馆事业正在发生深刻的变化，传统图书馆与数字图书馆加速融合，向复合图书馆转型，一个新的服务形态正在逐步形成，建立区域、国家乃至全球性协同服务的数字图书馆已成为当今世界数字图书馆建设的一个新趋势。

（二）实现手段

实现信息资源共享的手段有很多，参照以往的实践，最有效的就是馆际互借和文献传递。

1.馆际互借与文献传递的概念　馆际互借是图书情报机构之间根据事前订立的并保证恪守的互借规则，相互利用对方的藏书，以满足读者需要的服务方式。

文献传递将用户所需的文献复制品以有效的方式和合理的费用，直接或间接传递给用户的一种非返还式的文献提供服务，它具有快速、高效、简便的特点。

2.文献传递服务产生和发展的原因

（1）出版物激增和文献资源价格上涨使得图书馆馆藏骤减。

（2）用户信息需求的发展变化。

（3）信息技术的发展为服务提供技术保障。

（4）文献传递机构的日益介入推动文献传递服务市场化。

3.馆际互借与文献传递的作用

（1）解决了文献品种数量不断增加，书刊价格持续上涨造成的文献需求增长与文献资源有限的矛盾。

（2）解决了信息需求的广泛性、复杂性与图书馆满足能力有限的矛盾。

（3）促进图书馆合理分配经费，进行信息资源的优化配置，解决信息资源供需矛盾。

目前国外许多图书馆都在尝试利用馆际互借来取代部分期刊的订购，并将削减期刊节省的经费以及节省的书架空间和期刊装订费、人工费等用于馆际互借。

4.馆际互借与文献传递的原则

（1）平等互惠原则　馆际互借与文献传递的图书馆应当遵循平等互惠的原则，相互平等，互帮互助。

（2）就近原则　馆际互借与文献传递的图书馆应尽量在地理位置上靠近，方便特殊资源的查找和借阅。

（3）高效原则　馆际互借与文献传递的图书馆应充分利用资源，高效实施共享过程。

（4）节约原则　馆际互借与文献传递的图书馆应充分参与进来，让资源不断传递，增加利用率，减少不必要的开支。

（5）公益性原则　馆际互借与文献传递的图书馆在适当收取费用的基础上，还应坚持公益性的原则，让馆际互借与文献传递长久开展下去。

5.馆际互借与文献传递的一般工作流程

（1）接受用户请求，与用户交流沟通，向用户解答其所关心的问题，如费用、服务、周期等。

（2）利用各种检索工具查证用户提供的书目信息，必要时需更正或补充书目数据，保证文献提供馆提交的书目信息准确、充分，注意判断不同文献类型的书目信息。

（3）检索本馆馆藏目录和数据库，确认本馆没有可以提供的馆藏（注意网上是否有免费的文献）。

（4）确定馆藏地点、费用、时间、完成率、结算方式等，作为选择依据。

（5）选择合适的文献提供馆，通常优先考虑联盟内部的图书馆。

（6）查收并通知用户领取文献，结算费用。

六、文献信息资源共享机构介绍

（一）国外机构

1. 大英图书馆文献提供中心（BLDSC） 拥有1.5亿条、400种文字的文献资源，几乎覆盖所有学科范畴及所有文献类型，服务对象遍及全世界，有高达50%的用户来自国外。满足率可达到90%以上，在专利文献需求方面，满足率可达98%，满足全英国80%以上的文献需求，且提供国际服务，文献满足率达到95%以上。

2. 德国SUBITO（速必投） 是一个非营利组织，但实行商业运营。既为德国、奥地利、瑞士等德语国家的图书馆提供服务，也为除美国、英国以外的世界各国图书馆，如大学图书馆、公共图书馆、专业图书馆、州立图书馆等提供服务，其年服务数量达到120万次。

3. 美国长春藤盟校馆际互借服务系统（Borrow Direct） 是美国哥伦比亚大学、耶鲁大学和宾夕法尼亚大学于1999年底开始了对传统馆际互借借阅方式进行改革的试验性操作项目。2002年美国7所长春藤盟校全部采用了Borrow Direct开展图书的馆际互借服务。Borrow Direct所提供的图书馆际互借方式允许读者不经过某个图书馆的馆际互借部门，直接向Borrow Direct的其他合作馆发出图书的求借，由专业速递公司递送图书。整个过程无需馆员干预，服务周期缩短，用户在四个工作日之内可以得到其他馆提供的图书，借期30天，不可续借。

（二）国内机构

1. 中国高等教育文献保障系统 是经国务院批准的我国高等教育"211工程""九五""十五"总体规划中三个公共服务体系之一。1996年8月立项，从1998年开始建设以来，CALIS管理中心引进和共建了一系列国内外文献数据库，包括大量的二次文献库和全文数据库；采用独立开发与引用消化相结合的道路，主持开发了联机合作编目系统、文献传递与馆际互借系统、统一检索平台、资源注册与调度系统，形成了较为完整的CALIS文献信息服务网络。

项目总体目标是：以国内外各类信息服务机构、教学科研机构以及各类信息网站丰富的信息资源和应用服务为基础，以先进的技术为手段，构建整合全球学术资源及其服务的中国高等教育数字图书馆，持续服务于我国的高等教育，乃至全民教育，促进全球学术交流。

2. 国家科技图书文献中心 是科技部联合财政部等六部门，经国务院领导批准，于2000年6月12日成立的一个基于网络环境的科技文献信息资源服务机构。成员单位包括中国科学院文献情报中心、工程技术图书馆（中国科学技术信息研究所、机械工业信息研究院、冶金工业信息标准研究院、中国化工信息中心）、中国农业科学院图书馆、中国医学科学院图书馆、中国标准化研究院和中国计量科学研究院。国家科技图书文献中心以构建数字时代的国家科技文献资源战略保障服务体系为宗旨，按照"统一采购、规范加工、联合上网、资源共享"的机制，采集、收藏和开发理、工、农、医各学科领域的科技文献资源，面向全国提供公益的、普惠的科技文献信息服务。

3.中国高校人文社会科学文献中心　　组织若干所具有学科优势、文献资源优势和服务条件优势的高等学校图书馆，有计划、有系统地引进国外人文社会科学期刊，借助现代化的服务手段，为全国高校的人文社会科学教学和科研提供高水平的文献保障。是全国性的、唯一的人文社会科学外文期刊保障体系，坚持"以资源为基础，以服务为根本"的战略方针。

思考题

（1）图书馆资源主要有哪几种？
（2）图书馆类型有哪些？
（3）什么是参考工具书？
（4）参考工具书的特点是什么？
（5）OPAC是什么？

书网融合……

微课

项目四　数字图书馆

PPT

📖 **学习目标**

知识目标

1.掌握　常见的数字图书馆。

2.熟悉　数字图书馆的基本知识。

3.了解　数字图书馆提供的服务。

技能目标

1.能够使用常见的数字图书馆进行资源检索。

2.能够了解数字图书馆提供的个性化服务。

任务一　概　述

一、数字图书馆的含义

数字图书馆（digital library）是用数字技术处理和存储各种图文并茂文献的图书馆，实质上是一种多媒体制作的分布式信息系统。它把各种不同载体、不同地理位置的信息资源用数字技术存贮，以便于跨越区域、面向对象的网络查询和传播。它涉及信息资源加工、存储、检索、传输和利用的全过程。通俗地说，数字图书馆就是虚拟的、没有围墙的图书馆，是基于网络环境下共建共享的、可扩展的知识网络系统，是超大规模的、分布式的、便于使用的、没有时空限制的、可以实现跨库无缝链接与智能检索的知识中心。

二、数字图书馆的特点

（一）信息资源海量化

海量的资源规模是数字图书馆建设与服务的基础。在网络环境下，图书馆的资源建设突破了传统图书馆资源建设的局限，形成了包括电子图书、电子期刊、电子报纸、数据库、音视频资源、网络资源在内的海量数字资源。这些资源分布在不同的系统中，形态不同，组织方式各异，既包括传统文献的数字化，也包括各种类型的原生数字资源，还包括其他虚拟馆藏。

（二）信息传递网络化

数字图书馆基于网络环境和信息化环境，依托形式多样的信息传播媒介，遵循网络环境下信息活动的新规律，提供用户深度参与的、交互式的开放信息交流环境，通过互联网、手机、数字电视、智能移动终端等各种媒体渠道，将数字图书馆服务推送到千家万户，推送到用户身边，使人们得以突破时间和空间的限制，在任何时间、任何地点都能够获取信息与知识。

（三）信息资源共享化

数字图书馆的资源具有易于复制、易于传播的特性，基于网络平台和开放协议，使数字图书馆能够为更大范围的用户同时提供可共享的服务。通过对多个分布式异构资源库的无缝连接，能够方便地实现不同数字图书馆系统之间的用户双向认证和资源双向访问，其共享的深度和广度都是传统图书馆所无法比拟的。

（四）信息服务全面化

数字图书馆所收藏的信息资源不限于印刷体，而是具有声音、图像等多种媒体，它的存储载体也相应地有光盘、录音、录像带及各种类型的数字化、电子化装置。因此数字图书馆应提供生动、具体、逼真的形象资源。此外，由于读者需提供信息资源一致性的服务，则要求数字图书馆具有兼容多种语言的能力。不同文化背景、使用不同语言的读者，都可以在数字图书馆中访问到多种数据库和知识库，取得自己的目标文献资源。

（五）信息实体虚拟化

数字图书馆是把信息以数字化形式加以储存，一般储存在电脑光盘或硬盘里，与过去的纸质资料相比占地很小。而且，以往图书馆管理中的一大难题就是，资料多次查阅后就会磨损，一些原始的、比较珍贵的资料，一般读者很难看到，数字图书馆则避免了这一问题。

（六）信息资源有序化

数字图书馆利用现代信息技术，按统一标准对文字、图片、声音、图像等各种信息进行数字化转换和处理。同时，数字图书馆还利用了传统图书馆对文献的整理与组织方法，对数字资源进行有序组织，并基于知识组织和知识挖掘技术，将知识单元按统一规则有机地组织起来，形成一个完整的知识网络，方便读者检索和使用。

三、数字图书馆的模式

数字图书馆的模式由三个部分附加层组成：用户界面、网络和通信系统，信息资源、数据库管理和检索系统，附加的咨询系统。

（一）通信系统

网络和通信系统是数字化图书馆的重要基础。从宏观的数字化图书馆的概念出发，它是一个整体化建设，包括一个单位内的区域网络以及地区、国家和国际网络及通信系统的建设。它是一大批共同遵循Tcp/Ip通信协议的计算机网络通过网络设备互连而成的庞大网络。目前Internet已经联系着多个国家和地区，大量的信息资源均可通过它获得。

（二）信息资源

数字化图书馆应同时存在三种资源：即本单位收藏或开发的数字化信息资料；传统图书馆的印刷型资料，但应有各种数字化的索引；外界数字化图书馆、信息中心和电子出版物数据库的资料等，就长远观点而言，还应有国家级的"知识银行""文献数据库系统"供各个数字化图书馆共享。全世界已有包括美国国会图书馆在内的1000多所公共图书馆、大学图书馆及400多个学术机构，将其联机馆藏目录通过Internet免费对外开放，它们已是虚拟图书馆重要的信息资源。

（三）咨询系统

数字化图书馆的咨询系统一般分为自我服务系统和请求帮助系统。这是数字化图书馆的重要组成部分，前者能在客户端上显示读者指南，可用菜单方式，也可用超级卡或窗口软件，它能自动指引读者使用数字化图书馆。目前，大多数信息中心均有自我服务系统。数字化图书馆应有各种信息专家，随时接受读者的联机访问并提供咨询。已有数字化图书馆的示范单位，有的已使用专家系统部分解决一些读者提出的较疑难问题。请求帮助系统应能在读者不中断检索的情况下，一步一步地帮助用户解决问题；系统专家还能监控这些活动，知道信息专家解决问题的情况。

四、数字图书馆的服务

1. SMS　是最常见的移动图书馆服务，拥有借阅证或读者卡的用户通过注册之后即能享受图书馆的SMS服务。

2. WAP网站　提供的常规服务有图书馆新闻、馆藏目录检索、读者借阅信息查询、参考咨询、图书馆使用指南等信息。

3. 电子书服务　主要是利用数字馆藏，与电子阅读器公司合作。

4. 音频和视频指南服务　①将音频和视频指南放在网站上供读者下载至移动终端；②是与视频网站合作。

5. 个性化服务

（1）页面定制服务　是让用户根据自己的爱好选择页面的显示方式，为用户个人搜集和组织数字化资源的一种工具。

（2）信息推送服务　是运用推送技术（push technology）来实现的一种个性化主动信息服务方式。

（3）学术信息导航服务　是将互联网上的节点按某些主题加以归纳、分类，按照方便用户的原则，引导用户到特定的地址获取所需信息。

（4）形式多样的参考咨询服务　是目前国内外图书馆开展个性化服务的主要方式。

任务二　常见的数字图书馆 微课

一、中国科学院文献情报中心

中国科学院文献情报中心是支撑我国科技自主创新、服务国家创新体系、促进科学文化传播的国家级科技文献情报机构，主要为自然科学、交叉科学和高技术领域的科技自主创新提供文献信息保障、战略情报研究服务、公共信息服务平台支撑和科学交流与传播服务，同时通过国家科技文献平台和开展共建共享来支持国家创新体系其他领域的信息需求（图4-1）。

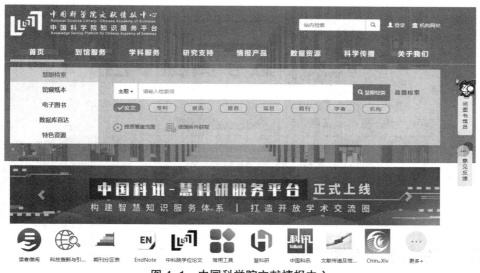

图4-1　中国科学院文献情报中心

二、超星数字图书馆

超星数字图书馆为目前世界最大的中文在线数字图书馆，提供大量的电子图书资源，其中包括文学、经济、计算机等五十余大类，数百万册电子图书，其中2003年以后的新书近30万种，而且数据更新快，新书数据上架周期短。丰富的图书资源不仅能够满足用户不同的专业需要，而且能随时为用户提供最新、最全的图书信息，可为高校、科研机构的教学和工作提供大量宝贵的参考资料（图4-2）。

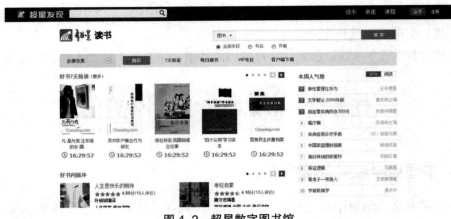

图 4-2   超星数字图书馆

三、方正 Apabi 数字图书馆

方正Apabi数字图书馆由北京方正阿帕比技术有限公司开发，其网页如图4-3所示。

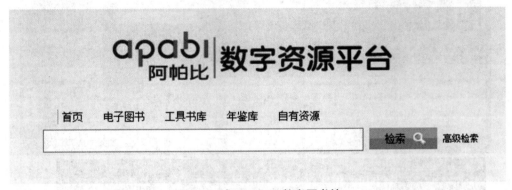

图 4-3   方正 Apabi 数字图书馆

四、书生之家数字图书馆

书生之家是以书生全息数字化技术为核心技术而建立起来的一个综合性读书网站，集成了图书、期刊、报纸、论文等各种出版物的（在版）书（篇）目信息、内容提要、精彩章节、全部全文。书生之家电子图书主要包括文学艺术、经济金融与工商管理、计算机技术、社会科学、历史地理、科普知识、知识信息传媒、自然科学和电子、电信与自动化等31大类。由于书生之家的电子图书采用专有格式制作，读者在阅读全文前必须下载与安装书生数字信息阅读器（图4-4）。

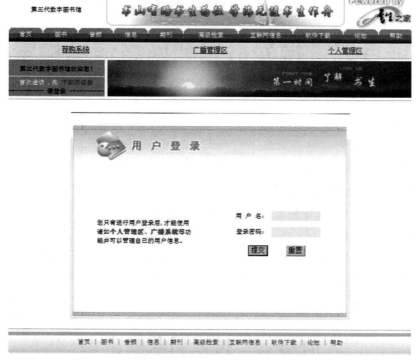

图 4-4 书生之家数字图书馆

🗨 思考题

（1）什么是数字图书馆？

（2）数字图书馆有哪些特点？

（3）数字图书馆的模式是什么？

（4）数字图书馆的服务有哪些？

（5）数字图书馆的个性化服务有哪些？

书网融合……

微课

项目五　搜索引擎和网络信息检索

PPT

📖 **学习目标**

知识目标

1.掌握 常见综合型搜索引擎的使用。

2.熟悉 常用的医药搜索引擎。

3.了解 常用的医药学网站。

技能目标

1.能够熟练使用常见的综合型搜索引擎进行搜索。

2.能够了解常用的医药搜索引擎和常用的医药学网站。

任务一　搜索引擎概述

搜索引擎被称之为"网络之门"。搜索引擎作为互联网的导航工具，是通过采集、标引众多的互联网资源来提供全局性网络资源控制与检索机制，目标是将互联网所有的信息资源进行整合，方便用户查找所学的信息。搜索引擎本身也是一个WWW网站，与普通网站不同的是，搜索引擎网站的主要资源是描述互联资源的索引数据库和分类目录，为人们提供一种搜索互联网信息资源的途径。

搜索引擎的索引数据库，以网页资源为主，有的还包括电子邮件地址、新闻论坛文章、FTP等互联网资源。一个完整的搜索引擎由以下几个部分构成：人工或自动巡视软件，如网络蜘蛛、爬行者、网络机器人等；索引库或分类目录；用于检索索引库的检索软件及浏览Web界面等。

搜索引擎对网络资源的收集和整理主要有两种方式：一是图书馆和信息专业人员通过对互联网信息资源进行筛选、组织和评价，编制描述网络资源的主体目录，但编制速度无法适应互联网资源增长变化的速度；二是计算机人员设计开发巡视软件和网络机器人等，对互联网资源进行自动搜集、整理、加工和标引。这一方式省时、省力，加工信息的速度快、范围广，可向用户提供关键词、词组或自然语言的检索。但由于计算机软件在人工智能方面与人脑的思维还有很大的差距，检索的准确性和相关性的判断上质量不高。现在很多搜索引擎则是把人工编制的主体目录和搜索引擎提供的关键词检索结合起来，充分发挥两者的优势。但因互联网本身的特点，任何一种搜索引擎都不可能做到对互联网信息资源的全面检索。

一、搜索引擎的构成和工作原理

（一）搜索引擎的构成

搜索引擎由搜索器、索引器、检索器和用户接口四部分构成（图5-1）。

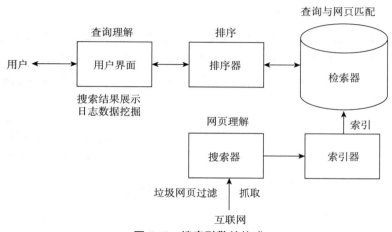

图5-1　搜索引擎的构成

1.搜索器　是一个机器人程序自动地在互联网中搜集和发现信息，对Web进行遍历并下载到本地文档库。由于Web信息的大容量、分布性和动态性，搜索器主要有两个方面的工作重点：①采用较好的搜索策略；②设计高性能系统结构以支持每秒下载大量网页，同时确保系统具有较好的稳定性，能够应付各种服务器的突发事故等。

2.索引器　功能是理解搜索器所搜索到的信息，从中抽取出索引项，将文档表示为一种便于检索的方式并存储在索引数据库中，生成文档库的索引表。索引项有客观索引项和内容索引项两种：客观索引项与文档的语意内容无关，如作者名、更新时间、长度等；内容索引项是用来反映文档内容的，如关键词及其权重、短语、单字等。内容索引项又可以分为单索引项和多索引项（或称短语索引项）两种。单索引项对于英文来讲是英语单词，比较容易提取，因为单词之间有天然的分隔符（空格）；对于中文等连续书写的语言，必须进行词语的切分。

3.检索器　功能是根据用户的查询在索引库中快速检索文档，进行相关度评价，对将要输出的结果排序，并能按用户的查询需求合理反馈信息。检索器采用的检索方法有以下几种。

（1）基于关键词的检索　不考虑文档的具体内容，仅判断文档中是否包含被检关键词的方法。

（2）基于概念的检索　对用户查询进行概念扩展，然后转化为关键字检索。

（3）基于内容的检索　根据文档的内容查询的检索。

4.用户接口 作用是为用户提供可视化的查询输入和结果输出界面，提供用户相关性反馈机制。用户接口的设计和实现使用人机交互的理论和方法，以充分适应人类的思维习惯。用户输入接口可以分为简单接口和复杂接口两种。简单接口只提供用户输入查询的文本框；复杂接口可以让用户对查询进行限制，如逻辑运算、相近关系、域名范围、出现位置、信息时间、长度等。目前一些公司和机构正在考虑制定查询选项的标准。

（二）搜索引擎的基本工作原理

搜索引擎的基本工作原理包括以下三个过程：①在互联网中发现、搜集网页信息；②同时对信息进行提取和组织建立索引库；③再由检索器根据用户输入的查询关键字，在索引库中快速检出文档，进行文档与查询的相关度评价，对将要输出的结果进行排序，并将查询结果返回给用户（图5-2）。

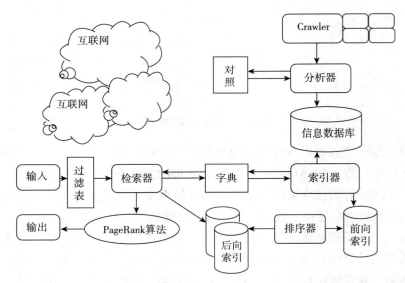

图 5-2 搜索引擎基本工作原理

1.数据采集 抓取网页。每个独立的搜索引擎都有自己的网页抓取程序爬虫（spider）。爬虫顺着网页中的超链接，从这个网站爬到另一个网站，通过超链接分析连续访问抓取更多网页。被抓取的网页被称之为网页快照。由于互联网中超链接的应用很普遍，理论上，从一定范围的网页出发，就能搜集到绝大多数的网页。

2.建立索引数据库 处理网页。搜索引擎抓到网页后，还要做大量的预处理工作，才能提供检索服务。其中，最重要的就是提取关键词，建立索引库和索引。其他还包括去除重复网页、分词（中文）、判断网页类型、分析超链接、计算网页的重要度/丰富度等。

3.在索引数据库中搜索排序 提供检索服务。用户输入关键词进行检索，搜索引擎从索引数据库中找到匹配该关键词的网页；为了用户便于判断，除了网页标题和URL外，还会提供一段来自网页的摘要以及其他信息。

二、搜索引擎的特点

搜索引擎在其发展过程中，形成自己有别于其他检索工具的特点。

1.使用方便　都以易用性作为自己建设的目标，针对不同群体用户的知识结构尽力提供相关的功能。

2.信息量大　不论在人文社会科学还是在自然科学方面；不论是学术研究型的信息，还是生活服务及娱乐性的信息；不论是系统性的知识，还是零散的知识，都被包含在其搜索范围内。

3.检索方法多样　搜索引擎既支持分类检索，又支持主体检索；既提供一般用户要求的简单检索，又提供满足专业用户要求的高级检索。简单检索就是在关键词输入框中输入一个或几个关键词，然后提交给搜索引擎。

三、搜索引擎的类型

（一）按资源的搜集、索引方法及检索特点与用途分类

按资源的搜集、索引方法及检索特点与用途分类，搜索引擎可分为分类目录型、全文检索型和图像搜索型。

1.分类目录型　该类型提供一份按类别编排互联网站点的目录，各类下面，排列这一类网站的站名和网址链接，就像一本电话号码簿，有的还提供各个网站的内容提要。分类目录搜索引擎的特点是由系统先将网络资源信息系统地归类，用户可以清晰方便地查找到某一类信息，用户只要查询该搜索引擎的分类体系，层层深入即可，与传统的信息分类查找方式十分形似。因此分类目录搜索引擎又被称为目录服务。

不足之处在于搜索范围比以全文为主的搜索引擎的范围要小得多，加之这类搜索引擎没有统一的分类体系，用户对类目的判断和选择直接影响检索效果，同类目之间的交叉，又导致许多内容的重复，类目太细，用户无所适从，目录库也相对较小，更新较慢，影响使用。

2.全文检索型　搜索引擎处理的对象是互联网上所有网站中的每个网页，用户得到的检索结果是一个个网页的地址和相关的文字，或许没有用户在查询框中输入的词组，但在检索结果所指明的网页中，一定有用户输入的词组或相关的内容。

全文检索型搜索引擎通过使用大型的信息数据库来搜集和组织互联网资源，大多都具有收集记录、索引记录、搜索索引和提交搜索结果等功能，用户月所选的"关键词"进行搜索，文本数据库即以匹配或关联的用户给定的请求，返回给用户一个与这些文本相连的列表清单。查询结果都应包括页面标题及其网址，检索结果可能出现其他内容如简短总结、大纲或文摘页面首段的一部分或全部，表明页面与待查询项目相关联的数字、百分率、日期、文本大小，与检索词具有类似性的主体链接等。

该类型与以分类目录为主的搜索引擎中网站查询十分相似，但却有本质的区别。有些全文检索型搜索引擎也提供分类目录，但提供的是网页的分类目录而不是网站的分类目录，因此这类搜索引擎通常被称为索引服务。

全文检索型搜索引擎的特点是信息量很大，索引数据库规模大，更新较快，互联网上新的或更新的页面常在短时间内被检索到，而过期的链接会及时地被移去。

3.图像搜索型　面向互联网上嵌入式图像或被链接的图形，它通常要实现以下功能：允许用关键词搜索图像内容、日期及制作人；能通过颜色、形状和其他形式上的属性进行搜索；把图像作为搜索结果的一部分显示。图像搜索引擎通过显示一张略图、图像的URL、存放图像站点的URL以及有关图像的某些信息的方式显示搜索结果，用户可据信息确定该图像是否适合搜索要求、查出源站点，并弄清图像存放的地点。

（二）按检索内容分类

按检索内容分类，可分为通用搜索引擎、专业搜索引擎。

1.通用搜索引擎　就如同互联网第一次出现的门户网站一样，大量的信息整合导航，极快的查询，将所有网站上的信息整理在一个平台上供用户使用，于是信息的价值第一次普遍地被众多商家认可，迅速成为互联网中最有价值的领域。互联网的低谷由此演变为第二次高峰。

2.专业搜索引擎　以搜索专业信息为特点，资源一般经过人工筛选和评价，针对性强，适用于专业人员查找专业信息。常用的专业搜索引擎有中国医学生物信息网。

（三）按检索范围分类

按检索范围分类，可分为独立搜索引擎和集成搜索引擎。

1.独立搜索引擎　独立搜索引擎都有自己的数据库，所覆盖的学科领域、资源类型等等都不同，同样的检索提问在不同的搜索引擎会产生不同的检索结果。

独立搜索引擎都有自己独特的数据库和检索系统，有的仅要求输入关键词检索，而有的则使用查询菜单提供选择以优化查询。这些检索系统有自己独有的检索句法，用户根据自己的要求，按照该检索系统的句法要求，通过检索界面输入想要查找的检索项、提问式，检索软件在接受用户的检索式后，按本系统的句法规定对其进行识别和判定，在数据库中查找检索结果，并对检索结果进行评估与比较，按相关程度排序后提供给用户。

2.集成搜索引擎　也称元搜索引擎，是一种调用其他独立搜索引擎的引擎，亦称搜索引擎之母。在这里，"元"为"总的""超越"之意，元搜索引擎就是对多个独立搜索引擎的整合、调用、控制和优化利用。相对元搜索引擎，可被利用的独立搜索引擎称为"源搜索引擎"，整合、调用、控制和优化利用源搜索引擎的技术，称为"元搜索技术"，元搜索技术是元搜索引擎的核心。

元搜索引擎是指在查询时要调用其他多个独立的搜索引擎的检索工具，它将多个搜索引擎集成在一起，提供一个统一的检索界面，并将一个检索提问同时发送给多个搜索引擎，同时检索多个数据库，再经过聚合、去重之后输出检索结果。其本身不一定有数据库。与独立搜索引擎最大的区别在于：可以同时使用多个搜索引擎进行查询，这也是元搜索引擎的最大优点，不用就同一提问一次次访问多个搜索引擎即可实现检索目的，检索的综合性、全面性也有所提高。其工作方式又分为串行处理和并行处理。

四、搜索引擎的检索语言

（一）关键词检索

几乎所有的搜索引擎都支持关键词检索。关键词并非指一个单词，而是指能表达一个主题的单词或短语，如 music video 和 music 都可以作为关键词。关键词检索的具体过程为：当输入检索词后，搜索引擎会在其数据库中查找与该词相同的字串，并将含有该字串的结果列出。

（二）自然语言检索

按自然语言习惯输入查询条件，不用考虑搜索语法就能查到所需的信息，使用方便。如输入"How can I learn how to play blues guitar ?"这样的检索提问，搜索引擎就会自动去掉无意义的词进行检索，支持这种检索语言的搜索引擎有 Webcrawler、AlataVista。

（三）主题语言检索

可对信息按照主题进行分类查询，如 Alta Vista 就是一个分类主题索引。

（四）概念检索

概念检索主要是指同义词和近义词检索，它不只是简单地查找含有搜索词的结果，同时还检索与搜索词概念相关的结果。在查找"Internet"这一概念时，使用"WWW""Web"也能达到检索目的。使用概念检索能扩大检索范围，提高查全率，如 Hotbot 就支持概念检索。

五、搜索引擎的一般查询规则

（一）布尔逻辑检索

1. 逻辑与　检索式：A AND B；A*B，是具有概念交叉关系和限定关系的一种组配。表明结果必须同时含有 A 和 B 才为命中。作用：可缩小检索范围，提高查准率。

2. 逻辑或　检索式：A OR B；A+B，是并列概念关系的一种组配。表明结果至少要有一个出现在记录中。作用：可扩大检索范围，提高查全率。

3. 逻辑非　检索式：A NOT B；A−B，是表达检索词间的排除关系的一种组配。表明结果有除了 B 的 A 出现在记录中。作用：可缩小检索范围，提高查准率。

（二）空格、逗号、双引号的作用

1.**空格** （ ）有的搜索引擎在输入的检索词之间使用空格，检索结果相当于使用布尔逻辑算符逻辑"与"（AND）。

2.**逗号** （，）的作用类似于逻辑"或"（OR），查找那些至少含有一个指定关键词的页面。

3.**双引号** （""）的作用是双引号里面的多个词被当作一个短语来检索。绝大部分主要搜索引擎都支持短语检索，找到含有与短语词序和意义完全相同的页面。

（三）通配符

通配符是一类键盘字符，有星号（ * ）和问号（？）。当查找文件时，可以使用它来代替一个或多个真正字符。

1.**星号（ * ）** 可以使用星号代替0个或多个字符。

2.**问号（？）** 可以使用问号代替一个字符。

（四）检索词位置限定符

搜索引擎的特定栏位选项跟一般数据库检索中的限定检索类似，它是指在检索时指定查询的栏位以缩小检索范围。用户在检索时可以把检索范围限定在标题、关键词等选项上。常用的有"u"和"t"。在检索词前面加上"u"，表示其后的检索词被限定在网址URL中进行；在检索词前面加"t"，表示其后的检索词被限定在网页的题目中进行。此外，搜索引擎还提供其独有的网络方面的栏位限定选项：URL地址、主机名HOST、超文本链接点LINK、新闻组NEWSGROUP、电子邮件EMAIL和网页文档等。如：输入.com可查找商业类站点，输入t：game则可查找网页文档标题中含有game的结果。使用该检索可以提高检索的准确度，增加相关性。目前能提供限制检索功能的有AltaVista、Lycos和Hotbot等。

（五）大小写匹配

用来决定是否查找与用户输入关键词大小写完全匹配的结果，有助于提高查询准确度。许多搜索引擎都将检索预设为分辨大小写，如AltaVista、Infoseek、Hotbot。

六、垂直搜索引擎

（一）垂直搜索引擎特点

1.垂直搜索引擎抓取的数据来源于垂直搜索引擎关注的行业站点。垂直搜索是针对某一个行业的专业搜索引擎，是搜索引擎的细分和延伸，是对网页库中的某类专门的信息进行一次整合，定向分字段抽取出需要的数据进行处理后再以某种形式返回给用户。相对通用搜索引擎的信息量大、查询不准确、深度不够等提出来的新的搜索引擎服务模式，通过针对某一特定领域、某一特定人群或某一特定需求提供的有一定价值的信息和相关服务。

2.垂直搜索引擎抓取的数据倾向于结构化数据和元数据。垂直搜索引擎和普通的网页搜索引擎的最大区别是对网页信息进行了结构化信息抽取，也就是将网页的非结构化数据抽取成特定的结构化信息数据，好比网页搜索是以网页为最小单位，基于视觉的网页块分析是以网页块为最小单位，而垂直搜索是以结构化数据为最小单位。然后将这些数据存储到数据库，进行进一步的加工处理，如去重、分类等，最后分词、索引再以搜索的方式满足用户的需求。

3.垂直搜索引擎的搜索行为也是基于结构化数据和元数据的结构化搜索。垂直搜索的整个过程中，数据由非结构化数据抽取成结构化数据，经过深度加二处理后以非结构化的方式和结构化的方式返回给用户。

（二）垂直搜索引擎代表

1.论坛搜索 代表：奇虎。以收集整理BBS存储的大量信息为三。加入者一旦成为奇虎论坛联盟的一员，会被纳入奇虎索引程序的自动搜索范围，并在首页滚动发布或热点推荐。奇虎还以"全球中文论坛排行榜""论坛搜索结果页面"等手段，对优秀论坛作宣传推广。

2.生活搜索 代表：酷讯。与百度、谷歌的网页搜索引擎搜索不同，酷讯是一款以即时的生活信息为检索对象的专业搜索引擎。它提供找工作、租买房、买火车票等服务，涵盖衣、食、住、行和工作、交友、购物等生活各方面。

3.旅游搜索 代表：去哪儿。专注于为消费者提供信息搜索的深度服务，并在数据搜索量、搜索范围、反应速度、价格实时性、数据详细程度、过滤排序功能的易用性等多方面确立了深度服务的优势。通过对整个在线旅游产品资源的整合与发布，提供实时、可信的旅游产品比价与服务比较系统，帮助消费者轻松进行充分选择，找到最适合自己的在线旅游产品，成就完美旅程。

4.招聘搜索 代表：搜职。自主开发的中文职位搜索引擎技术，能即时搜索全国所有人力资源的网站、论坛（BBS）、社区（SNS）和企业HR频道。让用户花费最少的时间，搜到来自全国各大人才网站的最新匹配职位，并同时发出多份简历。

5.比价搜索 代表：顶九。为消费者提供与购物相关的各方面信息，如商品信息、商家信息、用户评论、专家评论、折扣促销等。通过商品比较、价格比较、商家比较，让用户通过比较找到最合适商品，最低价格，最有信誉商家，从而引导消费者作出明智的购买选择。

任务二 综合型搜索引擎简介 微课1

搜索引擎发展至今，数量已经非常多，目前，国内外的英文和中文搜索引擎层出不穷，这些搜索引擎在收录范围、检索功能等方面各具特色。本部分将对现阶段较常用的搜索引擎做简单的介绍。

一、百度搜索引擎

百度是目前全球最大的中文搜索引擎、最大的中文网站。"百度"二字，来自800年前南宋词人辛弃疾的一句词——"众里寻他千百度"。这句话描述了词人对理想的执着追求，也契合了百度的经营理念。百度搜索简单方便，用户只需要在搜索框里输入需要的内容，点击"百度一下"，就可以搜索到若干条结果。百度搜索主界面如图5-3所示。

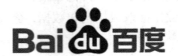

图5-3　百度搜索主界面

现在的百度不仅有网页搜索，还有很多其他功能，如百度地图、百度学术、百度百科、百度金融、百度贴吧等。

百度拥有超链分析的关键技术，搜索速度更快，可以实现对重要中文网页每天更新，用户可通过百度搜索到世界上最新最全的中文信息。而且它有分布在中国各地的服务器，能直接从最近的服务器上把所搜索的信息传递给用户。

（一）简单搜索

例如，想找到"医药信息检索"的相关信息，如图5-4所示，在搜索框里输入相关信息，点击"百度一下"按钮，即可得到相应结果，检索结果导航条下还有"搜索工具"可以自定义时间，如选择"一周内"缩小检索范围，提高检索精度。

（二）学术搜索

目前，在百度首页左侧导航条中的"更多"里面可以直接看到百度学术搜索，点击"学术"进入学术搜索（图5-5），通过百度学术可以直接搜索国内三大全文数据库（中国知网、万方、维普）的期刊论文、会议论文、学位论文，也可以搜索国外Springer Link、Science Direct等知名全文数据库的学术论文。可以进行简单搜索，也可以进行高级搜索。检索词的位置可选择文章中任何位置或位于文章标题，语言搜索可以是中文、英文或不限，部分免费论文还可以全文下载。

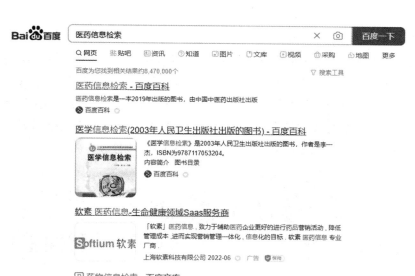

图 5-4　百度简单检索

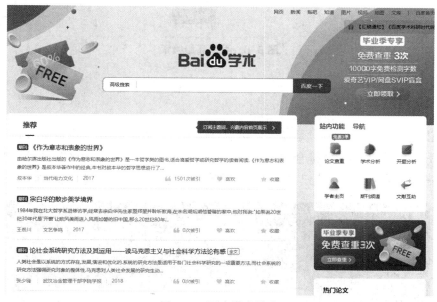

图 5-5　百度学术检索

（三）高级搜索

在百度主页右边的设置里面有高级搜索，如图5-6所示。在百度的高级搜索中，可以体现之前模块和任务中所讲的技巧方法，如"包含全部键词"就是使用逻辑"与"，"包含完整关键词"就是使用带""的精确检索，"包含任意关键词"就是使用逻辑"或"，"不包括关键词"就是使用逻辑"非"。同时可以限定检索时间、限定文档格式、限定检索范围及网站，当对语法不熟悉或是要同时限定多个条件时可以选用高级检索。

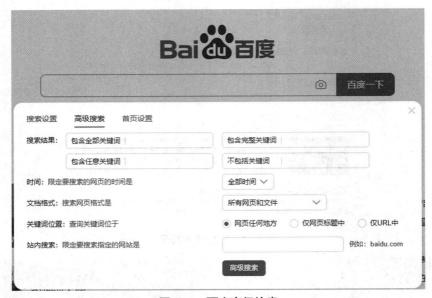

图5-6　百度高级检索

二、必应搜索引擎

微软必应（英文名：Bing）是微软公司于2009年5月28日推出，用以取代Live Search的全新搜索引擎（图5-7）。为符合中国用户使用习惯，Bing中文品牌名为"必应"。作为全球领先的搜索引擎之一，必应已成为北美地区仅次于谷歌的第二大搜索引擎。

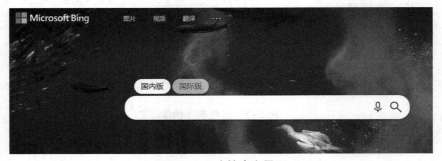

图5-7　必应搜索主界面

必应集成了多个独特功能，包括每日首页美图、超级搜索功能以及崭新的搜索结果导航模式等。必应搜索有以下特点。

1.每日首页美图　必应搜索改变了传统搜索引擎首页单调的风格，通过将来自世界各地的高质量图片设置为首页背景，并加上与图片紧密相关的热点搜索提示，使用户在访问必应搜索的同时获得愉悦体验和丰富资讯。

2.与Windows操作系统深度融合　"从多次点击到零次点击"，通过必应超级搜索功能（Bing smart search），用户无须打开浏览器或点击任何按钮，直接在搜索框中输入关键词，就能一键获得来自互联网、本机以及应用商店的准确信息，从而颠覆传统意义上依赖于浏览器的搜索习惯，实现搜索的"快捷直达"。

3.全球搜索与英文搜索　中国存在大量具有英文搜索需求的互联网用户，凭借先进的搜索技术，以及多年服务于英语用户的丰富经验，必应更好地满足了中国用户对全球搜索，特别是英文搜索的刚性需求。

4.输入中文，全球搜图　必应图片搜索是用户使用率较高的垂直搜索产品之一。为了帮助用户找到最适合的精美图片，必应率先实现了中文输入全球搜图。用户不需要用英文进行搜索，而只需输入中文，必应即可自动为用户匹配英文，帮助用户发现来自全球的合适图片。

5.跨平台，必应服务应用产品　用户登录微软必应网页，打开内置于Windows操作系统的必应应用，可一站直达微软必应搜索，体验网页、图片、视频、词典、翻译、资讯、地图等全球信息搜索服务（图5-8）。除此之外，必应还推出了一系列微软服务应用产品，这些应用不仅服务于Windows、Windows Phone平台用户，还与iOS及安卓设备无缝衔接，发挥必应信息集成平台的作用，通过学习搜索习惯与喜好，为用户推荐定制化的内容。

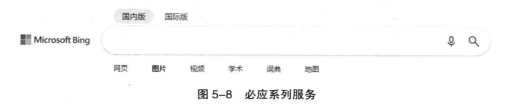

图 5-8　必应系列服务

三、其他中文搜索引擎简介

（一）搜狗搜索

搜狗搜索引擎是搜狐公司打造的第三代互动式搜索引擎，在国内率先推出了地图搜索功能，首家实现"以图搜图"功能。搜狗搜索目前旗下拥有网页、地图、图片、知乎、视频、医疗、翻译、问问、百科等产品。搜狗搜索的产品各有特色。图片搜索具有独特的组图浏览功能，新闻搜索可以及时反映互联网热点事件，地图搜索具有全国无缝漫游功能

（图5-9）。

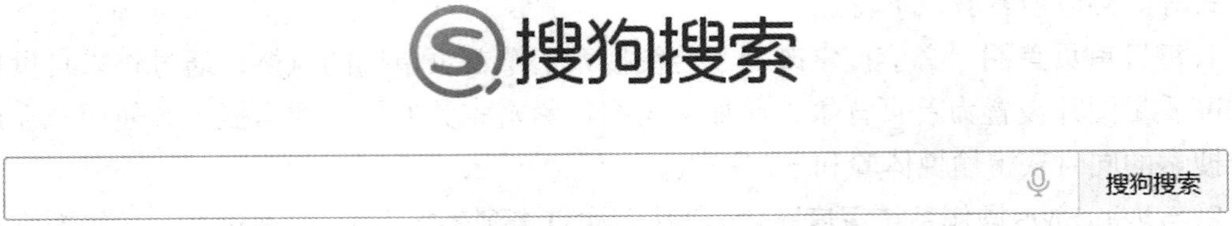

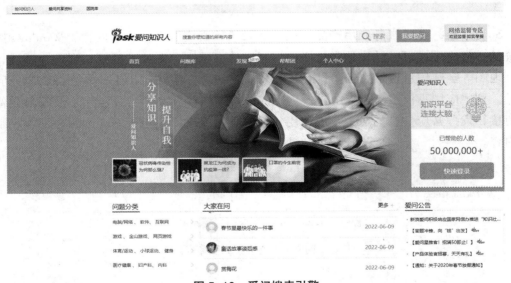

图5-9　搜狗搜索引擎

（二）爱问搜索引擎

爱问搜索引擎是由门户网站新浪采用智慧型互动搜索技术，完全自主研发完成的一款垂直搜索引擎。"爱问知识人"是新浪爱问搜索引擎的一部分，是国内第一个中文互动型问答产品，一个积分制的互动问答平台，一种全新的知识搜索。作为首款中文智慧型互动搜索引擎，爱问搜索引擎突破算法致胜的搜索模式，汇聚亿万网民的智慧、经验和知识，是为用户发表提问、解答问题、搜索答案、资料下载、词条分享等提供全方位知识共享的平台（图5-10）。

图5-10　爱问搜索引擎

（三）有道搜索引擎

有道搜索引擎是由门户网站网易自主研发的一款全新中文搜索引擎。有道搜索目前旗下拥有词典、翻译、精品课、云笔记等产品。有道以搜索产品和技术为起点，在大规模数据存储计算等领域具有深厚的技术积累，并在此基础上衍生出语言翻译应用与服务、个人云应用和电子商务导购服务等核心业务方向（图5-11）。

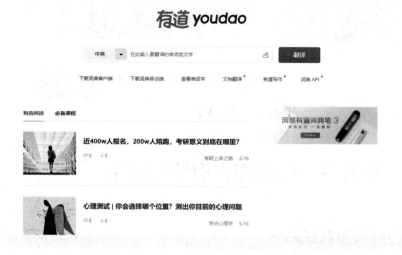

图 5-11　有道搜索引擎

（四）中国搜索

中国搜索是2013年10月由人民日报、新华社、中央电视台、光明日报、经济日报、中国日报、中国新闻社联合推出的产品，和普通商业搜索相比增加国情、理论等垂直搜索内容。由盘古搜索和即刻搜索合并而来。中国搜索于2014年3月上线以来，依靠权威的品牌、过硬的品质、丰富的内容、深厚的底蕴、贴近的服务、先进的技术、良好的用户体验、博采众长的优化创新和优势互补的合作，用户群体日益扩大（图5-12）。

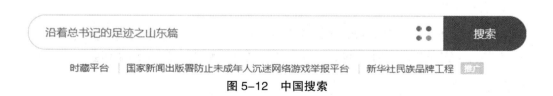

图 5-12　中国搜索

（五）360搜索

360综合搜索属于元搜索引擎，是通过一个统一的用户界面帮助用户在多个搜索引擎中选择和利用合适的（甚至是同时利用若干个）搜索引擎来实现检索操作，是对分布于网络的多种检索工具的全局控制机制（图5-13）。

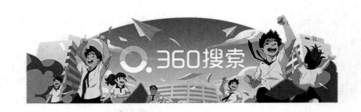

图 5-13　360 搜索

任务三　医药搜索引擎或网站

一、中文医药搜索引擎或网站

（一）中国医学生物信息网

中国医学生物信息网建立的目的，在于结合我国实际情况，全面、系统、严格和有重点地搜集、整理国际医学和生物学的研究信息。中国医学生物信息网所采集、整理的资料和信息，力求科学性、实用性、时效性和前瞻性，不为哗众取宠，不做商业炒作，以认真负责和实事求是的精神对采集的资料进行自主、客观地分析、加工和整理，全心全意地为读者提供高质量的免费信息服务。

中国医学生物信息网搜集和整理的国际医学和生物学的研究信息，包括各种原著、综述、网络资源。通过对其加以分析、综合，为我国医学和生物学的教学、科研、医疗和生物高技术产业的开发提供信息服务。

（二）拇指医生

拇指医生是由百度官方出品的在线健康咨询产品，由经过认证的公立医院执业医师提供专业的在线问答服务，及时、准确、专业地帮助网友解决健康与疾病问题。

（三）搜狗明医

2016年5月8日，搜狗公司宣布上线"搜狗明医"垂直搜索，旨在把权威、真实有效的医疗信息提供给用户。"搜狗明医"为搜狗搜索下的医疗垂直搜索频道，该频道聚合权威的知识、医疗、学术网站，为用户提供包括维基百科、知乎问答、国际前沿学术论文等在内的权威和真实内容。

（四）360良医

奇虎360搜索推出的专业医疗、医药、健康信息的子垂直搜索引擎良医搜索，意在帮助网民在搜索医疗医药信息的时候，不受到虚假医疗广告、虚假医疗信息的侵扰，从而保障网民放心看病、放心就医。

二、英文医药搜索引擎和网站

（一）Medical Matrix

Medical Matrix是由美国Healthtel公司基于Web建立的临床医学信息资源指南系统，是一个以医学主题词（Mesh）为基础的智能型检索引擎，主要提供临床医学资源分类目录浏览和医学主题词检索的功能。

Medical Matrix（医源）引擎收录6000多个医学网址，按内容分为专业（specialties）、疾病（diseases）、临床实践（clinical practice）、文献（literature）、教育（education）、健康和职业（healthcare and professionals）、医学计算机和Internet技术（medical cornputing，Internet and fechnology）、市场（marketplace）等八大类。

（二）Medscape

Medscape（医景）医药搜索引擎是美国专业医学搜索引擎网站，成立于1994年，由功能强大的通用搜索引擎AltaVista支持，可检索图像、声频、视频资料。

Medscape是免费提供临床医学全文文献和继续医学教育资源（CME）的网站，可选择Fulltext、Medline、Drug Info、AIDS Line、Toxline、Whole、Web、News、Medical Images、Dictionary、Bookstore等10多种数据库进行检索，同时可浏览每日医学新闻，免费获取CME各种资源。Medscape的特色资源是免费医学继续教育资源项目。

（三）Health A to Z

Health A to Z是美国Medical Network公司于1996年建立的健康与医学专业搜索引擎。该引擎收集了全球范围的网上生物医学资源（以美国为主），资源类型有Web、FTP、Gopher、讨论组和新闻组等，所有资源都经过医学专业人员人工分类和标注。

该网站能对与医学有关的信息进行准确有效的查询，它提供了50000多个Internet上的健康和医学相关网址，可根据分类类目进行浏览或主题词、疾病名的首字母进行检索。

任务四　常用医药学网站 @微课2

一、综合类医药学网站

（一）中国医药网

中国医药网开设栏目有中医药、健康家园、百姓OTC、国际动态、医药人才、医药展会、医药论文、医药论坛等。中医药栏目旨在收录和发布中医药资讯、中药材行情以及保健养生和药膳食疗等方面的信息与知识。医药论文栏目用于发布有关医药的调查研究、学术论文以及相关的外文翻译，旨在为从事医药行业的人员提供发布调研成果和学术思想的平台，从而增进行业内的学术交流。

（二）生物谷

生物谷一直深耕于生物医药和医疗健康领域，旗下生物谷网站在注重科学性、实用性和权威性的前提下，及时、全面、快速发布生物医药有关的新闻和信息，资讯内容包括医药产业、制药、转化医学、生物产业、生物研究、医疗健康、医疗器械等热门主题。

二、机构与组织类医学网站

（一）世界卫生组织网站

世界卫生组织（World Health Organization，WHO）是联合国下属的一个专门机构，总部设在瑞士日内瓦，只有主权国家才能参加，是国际上最大的政府间卫生组织。在世界卫生组织网站上可以查阅到一些关于健康的主题、突发卫生事件以及其他与世界卫生组织相关的宣传报道。

（二）国家卫生健康委员会网站

国家卫生健康委员会网站上不仅可以看到关于我国卫生健康消息的最新发布，同时可以检索到卫生健康事业相关的法律法规草案、政策、规划等信息，在服务栏目提供关于国家卫生标准、基本药物目录、医院执业登记、器官移植机构、辅助生殖机构等信息的检索服务。

（三）国家药品监督管理局网站

国家药品监督管理局（NMPA）负责药品（含中药、民族药，下同）、医疗器械和化妆品的安全监督管理；拟定监督管理政策规划，组织起草法律法规草案，拟定部门规章，并监督实施；研究拟定鼓励药品、医疗器械和化妆品新技术新产品的管理与服务政策。

三、常用医学专业网站

这类网站是医学工作者为用户提供各种专业的医学学术资源的网站，所提供的内容技术含量高，更具有权威性，而且可以提供最新的科技信息。

（一）基础医学各学科网络资源

1.解剖
（1）中国解剖学会　提供解剖行业的标准、各类解剖行业国内和国际相关行业会议资讯等相关资源。

（2）其他解剖学网络资源　中国解剖网、人体解剖网络教程、杜克大学的交互性解剖课程、美国解剖家学会。

2.病理学

（1）美国病理医师学会（College of American Pathologists，CAP）　包括世界各国15000余个病理医师会员及实验室。该学会旨在改进和制定标准化临床实验室步骤。用户通过学会网站可以免费浏览旗下出版的电子刊物Archives of Pathology and Laboratory Medicine所刊登的论文全文。

（2）其他病理学网络资源　病理之家、中国病理学网、病理在线、病理学园地、华夏病理学论坛、中华病理技术网、国际病理科学与临床杂志、国际华人病理学会。

3.生理学

（1）美国生理学会（American Physiological Society，APS）　成立于1887年，是美国实验生物学会联合会（FASEB）成员之一，网站除提供该学会出版发行的15种期刊信息外，还提供系列图书链接，如《生理学手册》、生理学方法系列、临床生理学系列等。网站还提供会议信息和相关网站链接等。

（2）其他生理学网络资源　中国生理学会、《生理学报》、American Academy of Family Physicians、生理学精品教学网。

（二）临床医学各学科网络资源

1.内科

（1）美国医师学会–美国内科学会（American College of Physicians–American Society of Internal Medicine，ACP–ASIM）　是美国最大的医学协会，其网站内容包括胃肠病学、心血管病学、肺病学、内分泌学、风湿病学、肿瘤学、神经学等学科。网站包括临床信息、教育认证、患者与家庭等版块。

（2）其他内科学网络资源　默克诊疗手册、美国心脏病学会、世界胃肠病学组织、英国胃肠病学协会、美国胃肠病学协会、加拿大胃肠病学协会、欧洲胃肠病学联合会、中华医学会呼吸病学分会、中华医学会感染病学分会、中华医学会内分泌学分会、中华医学会肝病学分会、中华医学会心血管病学分会。

2.外科

（1）心胸外科网（The Cardiothoraticic Surgery Network，CTSNet）　由胸外科医师学会、美国胸外科协会和欧洲心胸外科协会主办，共包含30多个心胸外科组织。该网站旨在加强全球心胸外科学术组织之间的合作，并为心胸外科医务人员提供继续教育的平台。网站包含病例影像资料、出版期刊、心胸外科技术等临床医学资源。

（2）其他外科学网络资源　胸外科医师学会、美国胸外科协会、国际骨科与创伤学会、中华普通外科网、中华骨科网、中华医学会胸心血管外科学分会、中华医学会骨科学分会、中华泌尿外科学会网、中华医学会小儿外科学分会。

3.护理

（1）国际护士协会（ICN） 成立于1899年，是世界护士学会联盟，旨在全世界范围内促进护理知识的进步，保证护理质量。网站内容包括学会信息、出版物及会议信息等。

（2）国际护理知识网 是国际高等护理荣誉学会（The Honor Society of Nursing）下属的非营利性网站，旨在提供基于证据的知识解决方案，提高护士实践教学和科研水平。

（3）其他护理网络资源 国际护理图书馆、中国护理在线、医学护理网、急救护士协会、中国护理图书网、台湾肾脏护理协会。

4.急诊

（1）中华急诊网 由中华医学会急诊医学分会创办，依托《中华急诊医学杂志》的资源，为急诊医师提供专业动态、临床指南、急救自救知识、会议消息等内容。

（2）急诊医学学术协会。

5.妇产科

（1）国际妇产科联盟 是一个世界妇产科学术组织，旨在促进全世界妇女儿童健康，网站内容主要有教育资源及出版物、专业动态和会议信息等。

（2）其他妇产科网络资源 中国妇产科在线、中国妇产科网。

6.儿科

（1）美国儿科学会 是由初级保健儿科医生、儿科医学专家和儿外科专家组成的会员组织，专注于婴幼儿、青少年和年轻人的健康。网站内容包括专业资源、专业教育等。

（2）其他儿科网络资源 国际儿科肾病学会、中西医儿科专业网、临床儿科杂志、国际儿科移植协会。

7.肿瘤

（1）美国国立癌症研究中心（National Cancer Institute，NCI） 是美国国立卫生研究院（NIH）下属机构。网站提供最新的肿瘤学会议信息及报告、临床试验和统计数据等。

（2）其他肿瘤学网络资源 中国肿瘤医学网、中国肿瘤防治数据库。

8.眼科

（1）美国眼科学会（American Academy of Ophthalmology） 是美国最大的眼科协会，旨在为眼科医生、其他科临床医生及整形医生提供终身学习的平台。网站内容包括年会信息、临床教育、临床试验、会员服务等。

（2）其他眼科网络资源 中国眼科网、国际眼科协会、中华医学会眼科学分会。

9.影像学 相关网络资源有中华医学会影像学分会、中国东部儿科影像学协作组、医影在线。

（三）药学网络资源

1.中国医药信息网 是由原国家食品药品监督管理总局信息中心建设的医药行业信息

服务网站，始建于1996年。中国医药信息网共建有20余个医药专业数据库，主要内容包括政策法规、产品动态、市场分析、企事业动态、国外信息、药市行情等。该网站专注于为医药监管部门、医药行业及会员单位提供信息咨询、调研及企业宣传等服务，包括VIP会员服务和网络数据库会员服务两种模式。

2.其他药学网络信息　相关网络资源有临床药师、中国临床药学网、药学保健园、药学网、合理用药网。

3.医药电子商务网站　常见的医药电子商务网站有药房网、中国金药网、中国药网、医药通等。

❔ 思考题

（1）搜索引擎由哪几部分构成？

（2）搜索引擎的检索语言有哪些？

（3）搜索引擎的一般查询规则有哪些？

（4）垂直搜索引擎代表有哪些？

（5）简述百度搜索引擎的使用及特色。

书网融合……

微课1

微课2

项目六　常用文摘型医药数据库的检索

PPT

任务一　中国生物医学文献数据库

一、概述

中国生物医学文献数据库（China bioMedical literature database，CBM）是由中国医学科学院医学信息研究所研制的题录型医学文献数据库。CBM 收录了 1978 年以来国内出版的多种生物医学及其相关学科期刊、汇编、会议论文的文献题录和文摘。涉及的主要学科领域有基础医学、临床医学、预防医学、药学、中医学及中药学等。数据更新周期为季度更新。自 2004 年开始增加了全文链接功能。CBM 是目前国内收录中文生物医学期刊最全的题录型数据库，也是目前国内最大的医药卫生专业数据库。

中国生物医学文献数据库检索系统有以下版本。①单机版：单机单光驱或多光驱环境下使用。②网络版：Windows NT 及 Netware 网络环境下使用。③CBMweb 版：基于 WWW 浏览器的检索软件。目前使用较多的是 CBMweb 版。

二、CBM 检索功能及特点

（一）标引和分类

CBM 的全部题录均根据美国国家医学图书馆的《医学主题词表（MeSH）》中译本，以

82

及中国中医研究院图书情报研究所编写的《中医药学主题词表》进行了主题标引，并根据《中国图书馆分类·医学专业分类表》进行了分类标引。

（二）预标引数据

为加快数据的更新周期，CBM使用预标引数据，将最新的数据采用计算机进行自动标引和分类，可以与人工标引数据一样进行主题词和分类号的检索。预标引数据的主题词和分类号隐含在记录中，不显示，日后经人工进一步标引后更新。

（三）词表的辅助检索功能

检索系统具有多种词表辅助检索功能，建有主题词表、中英文主题词轮排表、分类表、期刊表、索引词表、作者表等多种词表，且有丰富的注释信息。

（四）兼容性好

中国生物医学文献数据库检索系统与Medline光盘检索系统及相应的Internet检索系统具有良好的兼容性。

（五）检索入口多

除30多个检索入口外，更提供特色的主题词检索、分类检索、第一著者检索、文献类型、资助项目和参考文献等检索方式。尤其是主题词和副主题词检索功能将有效提高查准率和查全率。

（六）检索功能完备

CBM可进行定题检索、限定检索、截词检索、通配符检索及各种逻辑组配检索，具有灵活的打印输出、检索策略的修改、保存、调用功能。

（七）全文获取

中国医学科学院医学信息研究所与维普公司合作，利用中文期刊文献数字对象唯一标识符技术和XML技术，实现CBM题录数据与维普全文数据库的链接及获取，对于1989年以前的数据，实现人工全文服务。

（八）联机帮助

在任何状态下点击"帮助"按钮，可获得当前窗口的帮助信息，提供丰富的联机帮助信息，通过文字、图像和Flash展示CmbWeb\CmbWin的主题用法。各种版本的检索系统具有良好的用户界面及详细的帮助或指南系统。

三、CBM 的主要检索字段

AB　文摘

AD 地址（第一著者地址）

AU 著者

CL 分类号

IS ISSN（国际期刊代码）

LA 语种（缺省值为中文）

MH 主题词

MMH 主要概念主题词

PY 出版年

PT 文献类型

SO 出处

TA 期刊名称

TI 中文题目

TT 英文题目

TW 关键词

四、检索方法 🅴微课1

（一）快速检索

CBM快速检索入口如图6-1所示。

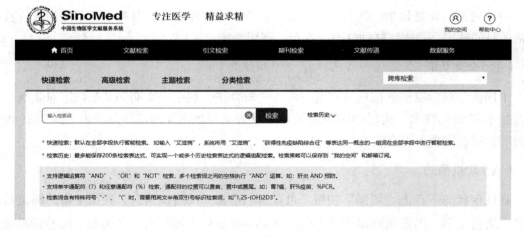

图 6-1 CBM 快速检索入口

1.选择检索入口

（1）字段检索说明

1）缺省字段　表示在中文题目、文摘、作者、主题词、特征词、关键词、期刊字段查找用户输入的检索词。

2）全部字段 表示在所有可检索的字符型字段中查找用户输入的检索词。

3）特定字段 指仅在某一指定字段内检索用户输入的检索词，如中文标题、英文标题、作者、地址、期刊等。

（2）逻辑运算方法 在检索过程中，按课题要求把检索词进行逻辑组配，完成课题检索。布尔逻辑算符如下。

1）AND 检出记录中同时含有检索词A和检索词B的文献。如心绞痛AND发病部位。

2）OR 检出记录中含有检索词A或检索词B或同时含有检索词A和B的文献。如心绞痛OR心肌梗死。

3）NOT 在含检索词A的记录中，去掉含检索词B的记录。如心绞痛NOT临床表现。

（3）限定检索 检索时可以对文献出版年代、文献所属类型（如图书、期刊、专利、会议文献、科技报告、政府出版物、学位论文、标准文献等）、是否核心期刊、是否带有摘要、所用语言（中文或外文）、是否有基金支持、是否涉及保密内容或者其他特征词进行限定来完成检索。使用限定检索需要注意，设置后，限定一直有效。若取消限定，请打开"限定检索"设置，点击"清除"，并"确认"。

2.检索式输入框键入检索词或检索式 检索词本身可使用通配符，检索词之间还可使用逻辑运算符。检索词可以是单词、词组、主题词、关键词、字母、数字等。如果输入的检索词中含有除中文以外（如括号、连字符或其他符号）时，要用半角引号标识检索词。如"β-受体阻断药"

检索式是指用布尔逻辑运算符将检索词组合起来的一种情报提问式。

3.选择是否进行精确检索 精确检索就是检索词与检索字符串完全相等，如检索作者秦红兵，仅检索出作者为秦红兵的文献，而不会将作者名中含有秦红兵片段的文献带出。所有入口均可进行包含检索。精确检索仅限于作者、关键词、刊名、出版年、期、分类号、主题词、特征词等字段。

4.确认检索 点击"检索"按钮，开始检索。

5.二次检索 还可在已有检索结果的范围内进行二次检索，键入新的检索词，选中"二次检索"前面的复选框，点击"检索"按钮即可。

（二）高级检索

CBM高级检索入口如图6-2所示。

高级检索步骤：①点击页面上方的"高级检索"按钮，即进入高级检索页面；②选择"构建表达式"，根据实际需要进行选择，键入检索词；③点击"检索"按钮执行检索。

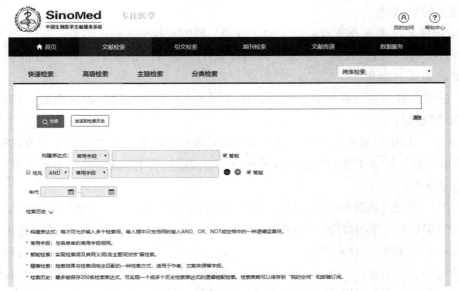

图 6-2　CBM 高级检索入口

（三）主题检索

CBM 主题检索入口如图 6-3 所示。

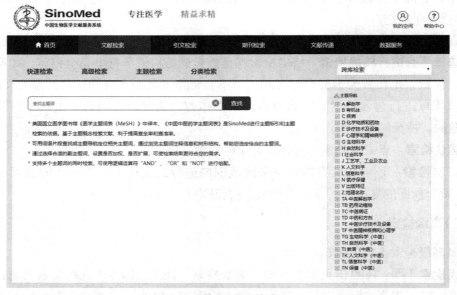

图 6-3　CBM 主题检索入口

主题检索步骤：①点击页面上方的"主题检索"按钮，即进入主题检索页面；②键入检索词，点击"查找"按钮；③在主题词轮排表中，浏览选择主题词；④在主题词注释表中，浏览主题词注释信息和树形表，选择是否扩展检索、加权检索，以及副主题词和副主题词扩展检索选项；⑤点击"主题检索"按钮执行检索。

（四）分类检索

CBM分类检索入口如图6-4所示。

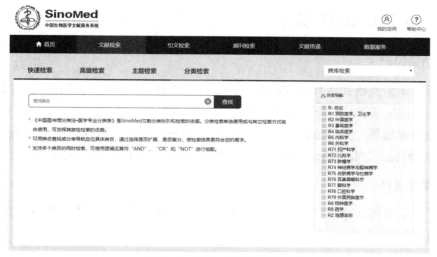

图6-4　CBM 分类检索入口

分类检索步骤：①点击页面上方的"分类检索"按钮，即进入分类检索页面；②点"查找"按钮；③分类表列表选择合适的类名；④在分类检索页面选择扩展检索、复分组配检索，点击"分类检索"按钮。

（五）期刊检索

CBM期刊检索入口如图6-5所示。

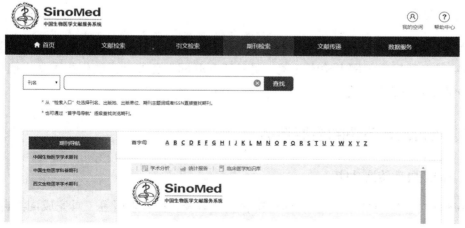

图6-5　CBM 期刊检索入口

期刊检索步骤：①点击页面上方的"期刊检索"按钮，即进入期刊检索页面；②选择检索入口"刊名""出版单位""出版地""期刊主题词"，输入检索词，点击"查找"按钮；③从含有该检索词的期刊列表中选择合适的期刊名；④设置年代及刊期（默认为全部），选择期刊刊名或期刊代码检索，屏幕下方还提供该刊的基本信息；⑤点击"期刊检索"按钮。

五、检索结果显示与输出

（一）结果显示

1.选择显示浏览格式　具体方法如下：①使用"题录格式""文摘格式""详细格式"开关按钮；②使用"选项"下拉菜单"显示选项"设置显示格式。

2.浏览检索结果　具体方法如下：①使用滚动条；②使用Page Down、Page Up翻页；③使用"首条题录""末条题录"按钮或菜单选项移动题录到第一屏和最后一屏。

（二）保存文件

在记录显示页面，寻找"保存文件"按钮，按照提示，最后点击"保存"即可完成对文件的下载和保存。

（三）打印

如果需要对文献进行打印，可下载完成后打开打印，也可利用网页上的"打印"按钮完成文献的打印。

任务二　PubMed 检索系统

一、概述

PubMed检索系统是由美国国立生物技术信息中心（NCBI）开发的用于检索MEDLINE、PreMED-LINE数据库的网上检索系统，是基于互联网上免费检索的生物医学文摘数据库，是Entrez的重要组成部分之一。

二、PubMed 系统的主要特点

（一）词汇自动转换功能

PubMed利用MeSH转换表、期刊转换表、短语表、作者索引等工具完成词汇自动转换功能。

1. MeSH转换表　包括MeSH词、参见词、副主题词、出版类型、含有同义词或不同英文词汇书写形式的统一医学语言系统（UMLS）、补充概念（物质）名称表等。如果系统在该表中发现了与检索词相匹配的词，就会自动将其转换为相应的MeSH词（或其他词表中的词）和Text word词（题名词和文摘词），并用"OR"组配进行检索，同时停止使用其他的索引进行转换。

2. 刊名转换表　包括刊名全称、MEDLINE形式的缩写和ISSN号。如果系统在该表中发现了与检索词相匹配的词，就会自动将其对应到相应的刊名进行检索。此外，该转换表能把键入的刊名全称转换为MEDLINE缩写后进行检索。如在检索提问框中键入："new england journal of medicine"，PubMed将其转换为"N Engl J Med"后进行检索。

3. 著者索引　如果键入的词语未在上述各表中找到相匹配的词，或者键入的词是一个后面跟有1~2个字母的短语，PubMed即会自动查找著者索引。如果仍然查不到相匹配的词，PubMed就会把该词断开后再重复上述自动词汇转换过程，直到找到为止。假如仍然不能找到匹配的词，系统将把各单词用"and"连接，在全部字段中进行查找。

（二）截词检索功能

PubMed允许使用"*"号作为通配符进行截词检索。如键入"flavor*"，系统会找到那些前一部分是flavor的单词（如flavored，flavorful，flavoring等），并对其分别进行检索。如果这类词少于600个，PubMed会逐个词检索，若超过600个（如ca*），PubMed将显示警告信息，要求增加词汇的开头字母数量。截词功能只限于单词，对词组无效。如"infection*"包括"infections"，但不包括"infection control"等。

（三）强制检索功能

在PubMed主页的检索提问框中键入一个短语后点击"Search"，系统会用自动转换功能查找到相应的匹配词后再进行检索；但是，当键入的词语无匹配词时，PubMed就将键入的词语断开后再重复上述自动词汇转换过程，若仍然没有匹配词，系统就将短语分解成单词，再用AND连在一起在全部字段中检索。很明显，这样检索的结果是不符合用户要求的。因此，PubMed允许使用双引号（""）来强制系统进行短语检索。例如，在PubMed主页的检索提问框中键入"Single cell"，并用双引号引起来，然后点击"Search"，系统会将其作为一个不可分割的词组在数据库的全部字段中进行检索。

（四）强大的链接功能

利用PubMed检索得到的结果可以直接链接到相关文献、NCBI的其他数据库资源、外部资源或者相关图书，为使用者提供了极大的便利。

三、PubMed 检索 📱微课2

PubMed检索入口如图6-6所示。

1. 词语（主题）检索　在检索框中输入检索词（主题、作者、刊名）、词组、句子，回车或点击"Search"系统执行检索，将自动对检索词进行转换，显示检索结果。

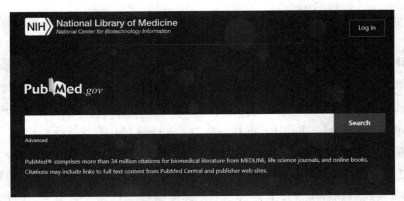

图 6-6 PubMed 检索入口

2.著者检索 格式：姓全称在前，名缩写在后。例：检索 Jim Smith 发表的文章。检索词：Smith J。

3.刊名检索 在检索框中键入刊名或 ISSN 号，系统将在刊名字段进行检索。

4.限定检索 使用 Limits 进行限定检索，在限定菜单中进行限定选项，然后点击"Search"进行检索。使用字段限定指令"［ ］"进行限定检索。先输入检索词，再在括号内输入字段名称缩写。如 lung cancer［ TI ］，Review［ PT ］等。

四、检索结果的处理

PubMed 检索"pharmacological"结果如图 6-7 所示。

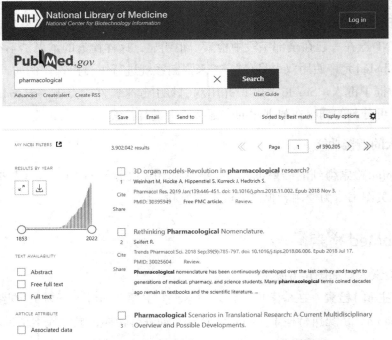

图 6-7 PubMed 检索"pharmacological"的结果

　　1.显示检索结果　　PubMed可以提供不同格式的显示检索结果，可以任选其中一种进行打开。

　　2.保存检索结果　　点击所选文献左侧的复选框，选择显示格式，点开"Send to"下拉选项，选择输出方式，按显示格式进行结果输出。

　　3.打印检索结果　　需要对文献进行打印，可下载完成后打印，或者显示全部后直接在网页上进行打印。

思考题

　　（1）CBM检索功能及特点是什么？

　　（2）CBM的主要检索字段有哪些？

　　（3）如何进行CBM的检索结果显示与输出？

　　（4）PubMed系统的主要特点有哪些？

　　（5）PubMed检索方法有哪些？

书网融合……

微课1

微课2

项目七　常用全文数据库的检索

PPT

📖 学习目标

知识目标

1.掌握　中国知网和万方数据库的使用。

2.熟悉　施普林格数据库和爱思唯尔数据库的使用。

3.了解　全文数据库的基本情况。

技能目标

1.能够熟练使用中国知网和万方数据库进行文献检索。

2.能够熟练使用施普林格和爱思唯尔进行外文文献的检索。

任务一　全文数据库概况

一、全文数据库的特点及应用

（一）全文数据库的特点

1.全文数据库对海量资源数据进行高度整合，集题录、文摘、全文文献信息于一体，能够实现一站式文献信息检索。

2.除了能够实现一站式文献信息检索以外，全文数据库还参照国内外通行的知识分类体系组织知识内容，具有知识分类导航功能。

3.检索途径多、检索快捷方便、内容丰富、有较高可靠性。设有包括全文检索在内的众多检索入口，用户可以通过某个检索入口进行初级检索，也可以运用布尔算符等进行提问式高级检索。

4.具有引文连接功能，除了可以构建成相关的知识网络外，还可用于个人、机构、论文、期刊等方面的计量与评价。

5.全文信息完全数字化，通过免费下载的最先进的浏览器，可实现期刊论文原始版面结构与样式不失真的显示与打印。

6.数据库内的每篇论文都获得清晰的电子出版授权。同时，遍布全国和海外的数据库交换服务中心，配上常年的用户培训与高效的技术支持，让用户体验更加完美。

7.多样化的产品形式，及时的数据更新，可满足不同类型、不同行业、不同规模用户个性化的信息需求。

（二）全文数据库的应用

1.信息检索和信息咨询。

2.原文传递。

3.引文服务和查新服务，生成引文检索报告和查新检索报告。

4.期刊评价和科研能力评价，生成期刊评价检索报告和科研能力评价检索报告。

5.项目背景分析和定题服务工作，生成项目背景分析检索报告。

二、常用中文期刊全文数据库

（一）CNKI系列数据库

CNKI系列数据库是目前世界上最大的连续动态更新的中国期刊全文数据库，内容覆盖自然科学、工程技术、农业、哲学、医学、人文、社会科学等各个领域。产品分为十大专辑：理工A、理工B、理工C、农业、医药卫生、文史哲、政治军事与法律、教育与社会科学综合、电子技术与信息科学、经济与管理。

（二）万方数据库

万方数据库收录我国自然科学大部分期刊以及社会科学的部分期刊。包括哲学政法、社会科学、经济财政、教科文艺、基础科学、医药卫生、农业科学、工业技术等8个学科领域100多个类目。

（三）维普中文科技期刊数据库

维普中文科技期刊数据库内容涵盖自然科学、工程技术、农业科学、医药卫生、经济管理、教育科学和图书情报等学科领域的核心期刊与专业特色期刊的全文，网上内容每日更新。

（四）龙源电子期刊数据库

龙源期刊数据库内容涵盖时政、党建、管理、财经、文学、艺术、哲学、历史、社会、科普、军事、教育、家庭、体育、休闲、健康、时尚、职场等领域。

三、常用外文期刊全文数据库

（一）Springer Link

Springer Link是全球最大的在线科学、技术和医学领域学术资源平台。凭借弹性的订阅模式、可靠的网络基础以及便捷的管理系统，Springer Link已成为各家图书馆最受欢迎的产品。Springer已经出版超过150位诺贝尔奖得主的著作。Springer Link的服务范围涵盖各个研究领域，包括学术期刊、不断扩展的电子参考工具书、电子图书、实验室指南、在线回溯数据库以及更多内容。

（二）EBSCO Publishing

EBSCO Publishing是目前世界上最大的提供学术文献服务的专业公司之一，提供数据库、期刊、文献订购及出版等服务。在线文献数据库产品涉及自然科学、社会科学、人文艺术、生物医学等多学科领域。

（三）Elsevier Science

Elsevier是一家荷兰的国际化多媒体出版集团，主要为科学家、研究人员、学生、医学以及信息处理的专业人士提供信息产品和革新性工具。

（四）其他

除此之外还有以下一些外文数据库可供参考（表7-1）。

表7-1　其他外文数据库

数据库名称	中文名称
BIOSIS Previews – ISI Web of Knowledge	美国生物科学BP数据库
BMJ Journals Online	英国医学期刊
Engineering Village 2	美国工程索引Ei
ISTP	科学技术会议录索引
Medline Medline	医学数据库
PNAS	美国国家科学院院刊
Science Online	科学在线

任务二　中国知网及其全文数据库

一、中国知网简介

1999年3月，以全面打通知识生产、传播、扩散与利用各环节信息通道，打造支持全国各行业知识创新、学习和应用的交流合作平台为总目标，中国知网启动了中国知识基础设施工程（china national knowledge infrastructure，CNKI），得到了全国学术界、教育界、出版界、图书情报界的大力支持和密切配合。

CNKI建设及其产业化运作机制，为全社会知识资源的高效共享提供了传播与数字化学习平台；为知识资源生产出版部门创造互联网出版发行的市场环境与商业机制，对促进教育、科技、文化、出版等事业和文化创意产业发展提供了大有作为的信息网络空间。

二、CNKI 系列产品

（一）《中国期刊全文数据库》

收录内容以学术、技术、政策指导、高等科普及教育类期刊为主，涵盖自然科学、工程技术、农业、哲学、医学、人文、社会科学等各个领域。

（二）《中国学术期刊（网络版）》

《中国学术期刊（网络版）》是世界上最大的连续动态更新的中国学术期刊全文数据库，是"十一五"国家重大网络出版工程的子项目，是《国家"十一五"时期文化发展规划纲要》中国家"知识资源数据库"出版工程的重要组成部分。以学术、技术、政策指导、高等科普及教育类期刊为主，内容覆盖自然科学、工程技术、农业、哲学、医学、人文、社会科学等各个领域。产品分为十大专辑：基础科学、工程科技Ⅰ、工程科技Ⅱ、农业科技、医药卫生科技、哲学与人文科学、社会科学Ⅰ、社会科学Ⅱ、信息科技、经济与管理科学。十大专辑下分为168个专题。收录自1915年至今出版的期刊，部分期刊回溯至创刊。

（三）《中国博士学位论文数据库》

内容涵盖基础科学、工程技术、农业、医学、哲学、人文、社会科学等各个领域。收录全国985、211工程等重点高校，中国科学院、社会科学院等研究院所博士培养单位的博士学位论文。

（四）《中国优秀硕士学位论文数据库》

涵盖基础科学、工程技术、农业、哲学、医学、哲学、人文、社会科学等各个领域。重点收录985、211高校、中国科学院、社会科学院等重点院校高校的优秀硕士论文。

（五）《中国引文数据库》

《中国引文数据库》提供作者引证报告、文献导出、数据分析器等服务。可以面向对象提供其全部被引文献、剖析被重要文献引用的详细情况，可打印客观、准确的引证报告。文献导出涵盖八种文献类型的引文数据，快速导出全部引文检索结果。数据分析器面向对象提供统计分析数据，图形化直观显示同类对比数据、多维多角度客观揭示学术情况。

（六）《中国重要会议论文全文数据库》

重点收录1999年以来，中国科协系统及国家二级以上的学会、协会，高校、科研院所，政府机关举办的重要会议以及在国内召开的国际会议上发表的文献。国际会议文献占全部文献的20%以上，全国性会议文献超过总量的70%，部分重点会议文献回溯至

1953年。

（七）《中国重要报纸全文数据库》

收录国内重要报纸刊载的学术性、资料性文献。收录范围是国内公开发行的500多种重要报纸。

（八）《中国年鉴全文数据库》

《中国年鉴全文数据库》是我国第一部拥有标准刊号、国家连续出版的年鉴全文数据库，是目前国内外年鉴数据库市场上资源种类最完备、卷册收录最完整的产品。在先进的专业检索、知识挖掘、数字化学习与研究支持下，它既能全面展示我国纸质年鉴资源的原貌，又深度开发利用了年鉴中的信息资源。年鉴按16种条目类型标引，完整、客观、系统地展示了经济社会发展及行业发展事实。全库收载年鉴详细记载了我国各地域地情，支持快捷检索社会经济事实资料，挖掘利用各行业发展信息。

（九）《中国工具书网络出版总库》

《中国工具书网络出版总库》是精准、权威、可信且持续更新的百科知识库，简称《知网工具书库》或者《CNKI工具书库》。该库是传统工具书的数字化集成整合，按学科分为十大专辑168个专题，不但保留了纸本工具书的科学性、权威性和内容特色，而且配置了强大的全文检索系统，大大突破了传统工具书在检索方面的局限性。同时通过超文本技术建立了知识之间的链接和相关条目之间的跳转阅读，使读者在一个平台上能够非常方便地获取分散在不同工具书里的、具有相关性的知识信息。

三、检索功能

1. **快速检索**　类似于在搜索引擎中进行检索，只需要输入检索词即可，快捷方便。

2. **标准检索**　在标准检索中，可选择输入期刊年期、更新时间、来源期刊、来源类别、支持基金、作者、作者单位等检索控制条件；输入文献主题、篇名、关键词、摘要或全文等内容检索条件。

3. **专业检索**　用于图书情报专业人员查新、信息分析等工作，使用逻辑运算符和检索词构造检索式进行检索。如果标准检索无法满足检索需求，可选择使用专业检索。

4. **句子检索**　在同一句或同一段话中，含有某两个检索词的检索。

5. **分类导航**　期刊导航以专辑、优先出版期刊、独家授权期刊、世纪期刊、核心期刊、数据库刊源、期刊荣誉榜、中国高校精品科技、刊期、出版地、主办单位11种导航方式进行分类划分，并且可以用刊名拼音首字母进行检索。期刊导航对总库平台源数据库收录的期刊按其整刊内容进行结构层次分类，点击其刊名可导出文献信息，让用户通过期刊名称查找期刊原文，给用户提供多种查找文献的方式，更好地利用文献资源。

四、中国知网检索举例 📱微课1

1.中国知网检索界面 如图7-1所示。

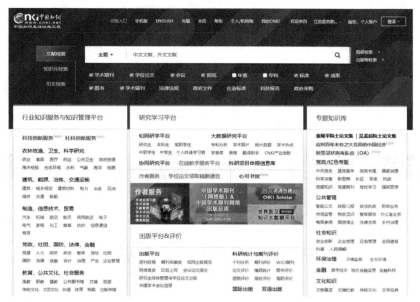

图 7-1 中国知网检索界面

2.简单检索 以"全文"下简单检索"药理学"为例，简单检索得到结果如图7-2所示。

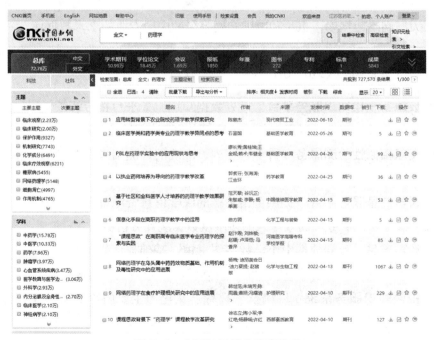

图 7-2 中国知网简单检索结果

3.高级检索　高级检索界面下可结合选项，在布尔逻辑的运算规则下进行进一步的精确查找（图7-3）。

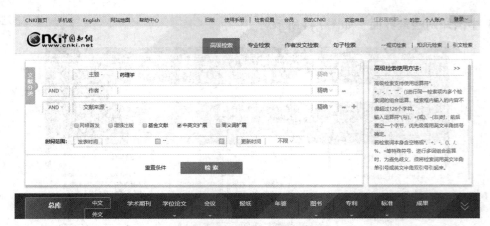

图 7-3　中国知网高级检索

任务三　万方全文数据库

一、万方全文数据库简介

万方数据库是由万方数据公司开发的，涵盖期刊、会议纪要、论文、学术成果、学术会议论文的大型网络数据库，也是和中国知网齐名的中国专业的学术数据库。

二、万方数据库系列产品

1.万方数据新一代知识服务平台　万方数据知识服务平台整合海量学术文献，构建多种服务系统，是学习与探索、科研与创新、决策与管理过程的好帮手。

2.万方文献相似性检测服务　科学、客观、准确的检测结果，提供更专业、更精细的场景化服务。

3.万方医学信息服务平台　提供全面精准的医学信息资源整合发现服务、中西医结合一体化的临床诊疗知识服务、高效深入的多维度数据统计分析服务。

4.基础教育产品　万方数据中小学数字图书馆，基础教育科研服务平台，万方在线组卷系统，万方少儿数字图书馆，万方学前教育知识库，云屏数字阅读系统。

5.万方视频知识服务系统　以科技、教育、文化为主要内容的学术视频知识服务系统，长期服务于全国各大高校和公共图书馆，现已推出高校课程、学术讲座、学术会议报告、考试辅导、医学实践、管理讲座、科普视频、国外优秀视频、环球高清精选等适合各层次人群使用的精品视频。

6.中国地方志知识服务系统 以地方志为核心资源，以知识发现和知识挖掘为设计思想，内容纵贯整个社会发展历史，横及社会各个门类，从历史到当代，从政治到经济，从自然资源到人文遗产，给用户提供数字化、可视化、时空一体化的互动体验。

三、万方全文数据库检索方法 🅔微课2

（一）检索方式

万方全文数据库包括初级检索、高级检索、全库浏览、分类检索。

1.初级检索 检索界面实际上与CNKI和VIP的高级检索界面相同（图7-4）。在这个检索界面，既可作单一检索，也可作组合检索。不管选择哪个检索字段，在未输入任何检索词的情况下点击"检索"，都可浏览全库论文列表，完全等同三"浏览全库"的检索方式。

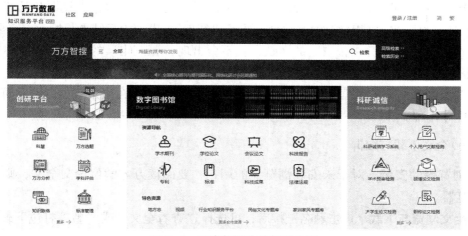

图7-4 万方数据库的初级检索

2.高级检索 万方数据库设置的高级检索，不同于CNKI和VIP的"高级检索"，它实际上是一种完全采用书写检索式的检索（图7-5）。如主题为"药物"、作者单位为"北京大学"、关键词为"心脏病"的检索式是：药物*北京大学*心脏病。

3.浏览全库 查看所有论文列表，与在初级检索界面不输入任何检索词的情况下直接点击"检索"所得结果相同。

4.分类检索 是从数据库所设置的学科类别进行的检索。大类设有人文、理学、医药卫生、农业科学、工业技术五大类，每大类下设置若干小类，直接点击即可。

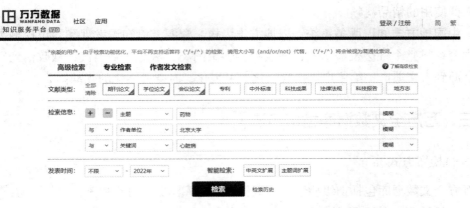

图 7-5　万方数据库的高级检索

（二）匹配词

1.模糊、精确、前方一致　选择"模糊"，表示无论词的位置怎样，只要检索项中出现（包含）该词即可。如限定在"关键词"字段检索"基因"的文献，则既包括"基因"，也包括"*基因"或"基因*"的关键词。选择"精确"，表示检索结果与检索词完全相同。如限定在作者字段检索"张三"的文献，就不会出现"张三丰"的文献。选择"前方一致"，表示检索结果的前半部分（从第一个字符开始）与检索词完全相同。

2.二次检索　万方数据库所设置的"在结果中检索"，不在检索首页出现，而是在检索结果中才出现。

（三）全文下载与编辑

1.浏览器的安装　对于未安装浏览器的用户，要阅读万方学位论文全文，则要安装PDF浏览器。

2.全文浏览与下载　点击题名链接后，可选择"查看全文"或"整篇打包下载"下载全文。

任务四　SpringeLink 数据库

一、SpringerLink 资源简介

SpringerLink数据库由德国Springer（施普林格）出版社出版，2004年底，Springer与Kluwer Academic Publisher合并。现在，SpringerLink数据库提供包括原Springer和原Kluwer出版的全文期刊、图书、科技丛书和参考书的在线服务。2007年8月，全新的SpringerLink正式上线，中国网站2007年10月底全面开通。

二、Springerlink 使用方法 微课3

（一）登录

正常进入数据库主页后，页面的右上部有注册/登录按钮，旁边可以选择界面的语言。在主界面上，Springer可分别按内容类型（期刊、图书、丛书等）、学科和特色图书馆进行浏览。每种分类后都有一个数字标记种类的个数。在浏览页面的右侧，可以按出版物名称的起始字母检索或浏览，或按出版年、语言、学科等分类浏览。

（二）检索文章

在中间的搜索对话框可以进行检索，点击设置按钮可以进行设置。点击放大镜图标可以到达检索界面。Springerlink可供组配的字段为All text、Title、Summary、Author、Editor、ISSN、ISBN、DOI。同时可以限定年限，以及对输出结果按相关度或时间进行排序。点击检索结果的题名可以看到文章摘要，点击PDF图标可以下载全文。

（三）结果处理

检索词在检索结果中会高亮显示，点击"Disable high lighting"可以清除高亮，点击"PDF"按钮可以下载全文。在检索结果界面右侧可以按学科和作者进行对结果进行精炼。点击文献名后，右下角可以将题录导出为RIS或文本格式。检索结果界面的右侧有一系列图标，可下载所有结果列表，并按不同格式导出，或者RSS订阅。

（四）SpringerLink检索举例

SpringerLink检索pharm的结果如图7-6所示。

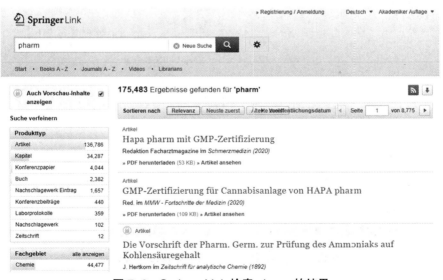

图7-6　SpringerLink 检索 pharm 的结果

任务五　Elsevier

一、Elsevier 简介

Elsevier创办于1880年，是目前全球知名的科学文献出版发行商。Elsevier致力于通过提供信息的解决方案，提高全球范围内研究人员的效率，推动科学、技术和医学的发展。Elsevier旗下代表性数据库有ScienceDirect、Embase等。ScienceDirect是Elsevier公司的核心产品，是全学科的全文数据库。

二、ScienceDirect 简介

ScienceDirect是Elsevier公司开发的全文期刊数据库，涵盖Elsevier公司出版的多种期刊和上万种图书，涉及众多学科，包括农业和生物科学、艺术和人文科学、生物化学、遗传学及分子生物学、商业、管理及会计学、化工、化学、计算机科学、决策学、地球与行星科学、经济学、计量经济学和财政学、能量、工程、环境科学、免疫学和微生物学、材料科学、数学、医学与牙医学、神经科学、护理和卫生学、药理学、毒理学及药物学、物理学及天文学、心理学、社会科学等。

三、检索方法 📱微课 4

1. 浏览 ScienceDirect 期刊和图书　可以选择按字顺浏览期刊和图书或者跨学科浏览期刊和图书（图7-7）。

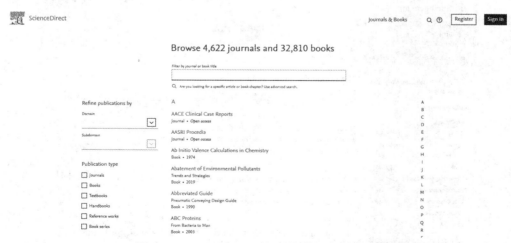

图 7-7　ScienceDirect 的期刊和图书浏览界面

2.查找与研究主题相关的文章　利用主题可以查找和自己研究主题相关的文章。

3.实时跟踪研究领域最新进展　ScienceDirect提供相关研究领域最新的研究进展，研究者可以借助该平台获得最新的专业咨询。

四、ScienceDirect 检索举例

ScienceDirect入口及输出结果如图7-8、图7-9所示。

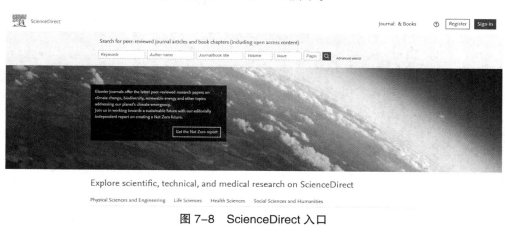

图 7-8　ScienceDirect 入口

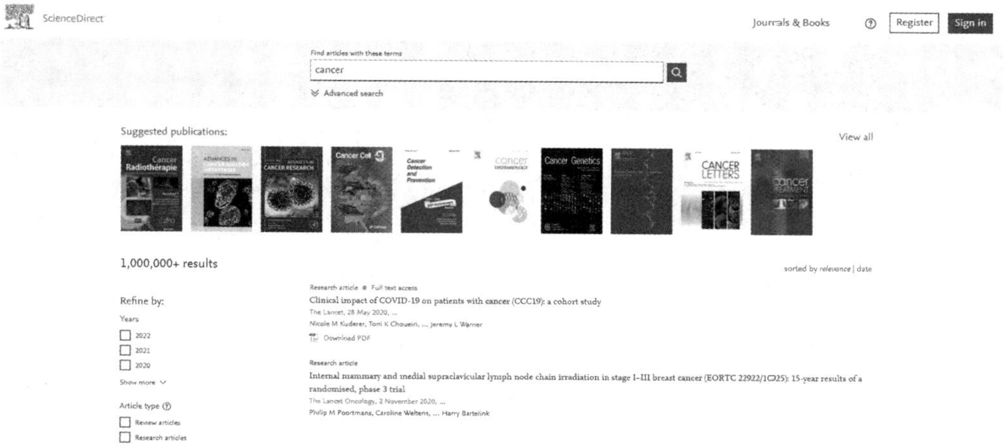

图 7-9　ScienceDirec 搜索 Cancer 的输出结果

💭 思考题

（1）全文数据库的特点是什么？

（2）常用的中文期刊全文数据库有哪些？

（3）CNKI系列产品有哪些？

（4）如何进行CNKI的检索？

（5）简述万方全文数据库的检索方法。

书网融合……

微课1 微课2 微课3 微课4

项目八　中医药文献检索

PPT

任务一　古代中医药文献检索 📱微课 1

中国是世界历史上文明史最久的古国之一，有着光辉灿烂的文化。在悠久的历史中，祖先为人们留下了浩如烟海的古典文献。这些文献记录着中华民族从事社会活动、生产实践的过程中不断积累起来的经验和知识、创造与发明，蕴藏着人类与自然界、与疾病作斗争的丰富智慧，是一份珍贵的文化遗产和巨大的精神财富。

古籍是古代文明成果的主要载体，其文字的形、音、义都发生着变化，古籍中的名物典章制度也有了古今的差异，由于战争、自然灾害造成的破坏，简断编残，使得古文献的阅读和利用更加困难。

纵观世界自然科学发展的历史，中医药学是几千年来一直保持了其完整的理论体系，并且在现代科学、西方医学的冲击之下，仍然保持了其生命力的学科之一。而两千多年来中医药学的理论、经验与方法，主要依赖古代医药学文献而保存。这些记录有中医药知识的载体，统称为"中医文献"。

中医文献学是关于中医中药历史文献的编纂、校勘、注释、整理与利用的一门学问，是中国医药学与中国古典文献学相互渗透的一门边缘交叉学科，属于专科文献学的一种。该学科是以古典文献学理论为基本框架，以中医药文献的实际情况为具体内容构建起来的。

一、中医药古典文献在实验研究中的重要性

数千年的中国医学历史蕴藏着数万种古典医籍文献，有取之不尽的防治疾病、养生保健、延年益寿的宝贵经验，是用之不竭的医学思想源泉。1949年以来，我国重视发掘中

医药遗产和振兴中医药，中医药科学研究迅速发展，中医药文献加速增长，出现了大量方便查询检索的中医药工具书和检索期刊。中医古典文献为实验研究提供丰富的素材及理论指导。

二、中医药古典文献概况

1.中医文献的数量　关于现存中医古典文献的数量，迄今未有准确的统计。据《全国中医图书联合目录》（薛清录主编，中医古籍出版社，1991年），收录全国113家图书馆所藏医书12124种，较接近目前我国现存中医药文献的实际，除去1911年以后的书籍，我国现存古医籍约有万种。

2.中医文献的载体　主要载体是雕版或活字版印刷的纸质线装书，另有甲骨、金石、简牍、缣帛、卷轴、册叶等文献载体，大多为近百年来所出土。

3.中医文献的文字　主要是汉文，另有少量用藏文、蒙文写成的医书。

4.中医文献的大致类别　如果以载体形式区分，可分为抄刻文献与印刷文献两大类。

5.中医文献的继承性、实践性　中医文献与一般的古代科技文献不同，一般科技古文献仅具有一定的可供查阅、参考的史料性价值；而中医文献乃是数千年来无数医家代代相传累积起来的医学理论与医疗经验的结晶，它以中医理论体系为核心，记录了数千年来我国人民防病、治病的丰富经验，对现今的医疗实践与医药科研仍具有重要而有效的指导作用和应用价值。

三、中医药古典文献的特点

1.中医文献具有连续性　中医文献的连续性是指中医文献及其所包含的学术内容具有连续不断的历史脉络性质。排除失传以及未知的部分，剩下的已知部分就已经充分显示了中医文献之间的连续性。

2.中医文献研究具有系统性　中医文献作为中医学术思想的载体，与中医学术思想一样具有系统性。中医文献的系统性主要表现在总系统和子系统两个方面。

3.中医文献研究具有扩展性　中医文献的扩展性可表现为内容的扩展。例如作为中医四大经典之一的《神农本草经》被公认为本草之祖，属综合类本草之鼻祖，后世本草皆可视为其内容的扩展。

4.中医文献研究具有包容性　主要表现为显性和隐性两种形式。显性包容主要发生于经典的文献上，例如《黄帝内经》《伤寒杂病论》等。

四、中医疑难字检索

1.《简明中医字典》　杨华森等编，1985年由贵州人民出版社出版。本书从我国古代数百种中医药书籍中选辑生字难字，以及在中医学中具有特殊音义的常用词共4000余条，予以注音、释义，并举例说明。

2.《**中医字典**》　河南中医学院编，1988年由河南科学技术出版社出版。本书从中医经典著作及其他医药著作中采收常见单字共计3771个，按汉语拼音字母、声调等顺序排列。

3.《**医籍文言虚词手册**》　赖任南编著，1986年由福建科学技术出版社出版。本书从中医药文献，特别是秦汉以前的中医典籍中采集文言虚词209个作为词条，按照笔画顺序排列。对每个虚词都系统地介绍了意义及用法，并引书证。

五、中医药古典文献的收集

（一）中医古典文献收集的原则

1.**学术性**　搜集具有科学价值、在科研生产中能起作用的文献。

2.**针对性**　收集文献要有的放矢，对于研究中医药文献的具体专题要进行深入了解。

3.**系统性**　要求按学科、专业书刊、资料内在的历史连贯性去搜集，以反映它们发展演变的脉络。

4.**科学性**　运用先进技术，达到快、全、正。

5.**全面性**　收集时要多渠道、多形式、全方位开展，尽可能搜集与本研究专题有关的多方面资料。

（二）中医古典文献的收集方法

1.**常用的中医古籍书目**　主要有《四库全书总目·子部医家类》《中国医籍考》《宋以前医籍考》《四部总录医药编》《中国古籍善本书目》《历代中药文献精华》。

除了以上几种，常用的还有《医藏书目》《医学读书志》《中国医学大成总目提要》《中国医学书目》《续中国医学书目》《现存本草书录》《三百种医籍录》《中医学重要著作选价》《中医外科医籍存佚考》《中国传统老年医学文献精华》《针灸文献提要》《经典医籍版本考》等。

（1）《四库全书总目·子部医家类》《四库全书》编纂于清乾隆年间，是我国最大的丛书，分经、子、史、集四部，子部医家类收录医学著作。《四库全书总目提要·医家类》载《黄帝内经》等医书提要97条113种，另有"存目"94条98种，附录载畜医书6条6种，共著录197条217种。法家、农家、杂家、术数、谱录等部类，也收录许多与医学有关的书籍，本书选录了其中17条19种。

（2）《中国医籍考》　中医目录学著作，又名《医籍考》，八十卷。日本丹波元胤撰。成书于1819年。本书根据各种有关文献广泛收录中国历代医籍三千余种，全部著作分为医经、本草等九类，书名之下记有出处，并根据所掌握的资料，注明卷数、存佚，列述序跋、有关考证提要，敷陈大意并附评论以及作者所加的按语。对了解中国古代医学文献有重要的参考价值。人民卫生出版社有排印本。

（3）《宋以前医籍考》 目录学工具书。日本的冈西为人编。本书根据有关目录学的各种著作，收集了我国宋以前的医学书目1860种，分为《内经》《难经》、五脏、针灸、妇科、幼科、外科、养生、经方、本草、食经等23类。并介绍了这些医书的出处、卷处、存佚、作者及序跋、考证等项。书末附有索引。尽管其中仍有个别欠妥之处，但仍不失为研究我国宋以前医学文献重要的工具书。现存1936年、1944年，满洲医科大学铅印本。1958年人民卫生出版社铅印本。

（4）《四部总录医药编》 是《四邻总录》一书中有关医药书目部分的单行本。收录各种目录学著作中撰有书目提要的现存中医占书（其书虽存，但无书目提要的不收）共15余种，加以分类汇编。书末附有现存医学书目总目、现存医学丛书总目及书名索引等。1955年由商务印书馆出版。

（5）《中国古籍善本书目》 中国大型古籍目录。该书目共著录除台湾地区以外中国各省、市、自治区公共图书馆、博物馆、文物保管委员会、大专院校和中等学校图书馆、科学院系统图书馆、名人纪念馆和寺庙等781个单位的藏书约6万多种，13万部。编排方法基本按四部分类法排列，并增设丛书部，故分为经、史、子、集、丛书五部。

（6）《历代中药文献精华》 中药工具书，尚志钧、林乾良、郑金生著。此书全面系统地介绍了历代中药文献的概况与发展脉络，共记述现存和佚散的本草著作近千种。全书分上、中、下3编。上编为"本草概要"，纵向地条理了中国药学文献发展的源流，突出地介绍了中国药学在不同历史时期的特点、成就及其发展规律。中编为"本草要籍"，按朝代为序，重点介绍了77种著名本草著作。各本草书名下详述其命名、作者、成书、卷次、药数、分类、体例、内容、价值、流传、实存、版本等项内容。下编为"本草大系"，辑录了有史以来至1911年间见诸记载的药学著作资料。

2.中医图书馆藏目录 《全国中医图书联合目录》，薛清录主编，1991年由中医古籍出版社出版。其数量之大，收罗之广，组织之严密，分类之详细，均超过以前各种医书目录，但由于此目录编辑年代太早，个别参加馆馆藏情况已发生很大变化，加上当时编制时校对不精，误差较多，已不能准确反映各馆现有馆藏。因此，1991年出版的版本，世人通常称之为《新版中医联目》，收录了全国113个图书馆1949年前出版的中医药图书12124种，是迄今为止收录范围最广、种类最多的中医书目。

3.中医古文献工具书及其他检索方法

（1）辞典 如《中国医学大辞典》《中国药学大辞典》《中药大辞典》《方剂大辞典》《中华药海》等。

（2）类书 是辑录或摘抄多种医学文献，并加以分类汇编的著作。如《皇帝内经》《外台秘要》《太平圣惠方》《圣济总录》《普济方》《古今医统大全》《本草纲目》。

1）《黄帝内经》 是中国传统医学四大经典著作（《黄帝内经》《难经》《伤寒杂病论》《神农本草经》）之一，是我国医学宝库中现存成书最早的一部医学典籍。它是研究人的生理学、病理学、诊断学、治疗原则和药物学的医学巨著。在理论上建立了中医学上的"阴阳五行学说"、"脉象学说"、"藏象学说"、"经络学说"、"病因学说"、"病机学说"、"病症"、

"诊法"、论治及"养生学"、"运气学"等学说。

2）《外台秘要》 中国唐代由文献辑录而成的综合性医书，又名《外台秘要方》，40卷。王焘撰成于天宝十一载（752）。本书汇集了初唐及唐以前的医学著作。对医学文献进行大量的整理工作，使前人的理论研究与治疗方药全面系统地结合起来 。全书共1104门，均先论后方，载方6000余首。凡书中引用书籍都详细注明出处，保存大量唐以前医学文献，为研究中国医疗技术史及发掘中医宝库提供了极为宝贵的资料和考察依据。公元1069年，本书曾经由北宋校正医书局校刻。

3）《太平圣惠方》 中国宋代官修方书，简称《圣惠方》，100卷。刊于淳化三年（992）。系北宋翰林医官院王怀隐等人在广泛收集民间效方的基础上，吸收了北宋以前的各种方书的有关内容集体编写而成。本书具有一定的临床研究参考价值，是一部理论联系实际，具有理、法 、方、药完整体系的医方著作，影响极大。但本书因卷帙较大，流传较少。1949年后有排印本。

4）《圣济总录》 又名《政和圣剂总录》，200卷。是宋徽宗仿宋太宗诏编《太平圣惠方》之意的产物，但《圣济总录》在编排上已较《太平圣惠方》有明显进步。如疾病分为66门，每门之下再分若干病证，就较《太平圣惠方》分1000余门清晰明了，许多疾病的归类也比较合理。

5）《普济方》 是由明太祖第五子周定王主持，教授滕硕、长史刘醇等人执笔汇编而成，刊于1406年，初刻本已散佚。几百年来除少数藏书家藏有一些残卷，如永乐刻本存19卷，明抄本存35卷等外，唯《四库全书》收有全文。原作168卷。本书是我国古代最大的一部方书。编次条理清晰，内容十分丰富。自古经方，本书最为完备。资料除取自历代方书外，还兼收史传、杂说、道藏、佛典中的有关内容。

6）《古今医统大全》 又名《医统大全》，系医学全书，徐春甫撰。书成于嘉靖三十五年（1556），次年刊行。以后的版本有隆庆四年（1570）本、嘉庆年间刻本等。书中除引古说外，徐氏在医理、方药上均有阐发。书中所载医家传略是研究医史的重要资料。

7）《本草纲目》 药学著作，五十二卷，明李时珍撰，刊于1590年。全书共190多万字，载有药物1892种，收集医方11096个，绘制精美插图1160幅，分为16部、60类。是作者在继承和总结以前本草学成就的基础上，结合作者长期学习、采访所积累的大量药学知识，经过实践和钻研，历时数十年而编成的一部巨著。本书考证了过去本草学中的若干错误，综合了大量科学资料，提出了较科学的药物分类方法，融入了先进的生物进化思想，并反映了丰富的临床实践。

（3）丛书 主要有《卫生宝鉴》《张氏医通》《东医宝鉴》。此外还有《济生拔萃》《东垣十书》《河间全书》《薛氏医案二十四种》《喻氏医书三种》等。

1）《卫生宝鉴》 罗天益撰，共二十四卷，补遗一卷，撰年不详，刊行于1281年。该书现所存最早版本见于元代杜思敬编纂的丛书《济生拔萃》，但内容不完整。全书共25篇，主要有"药误永鉴"，以病案形式，结合一个专题进行辨析；"名方类集"，精选古今效方766首，以证系方，理法具备，论述临证各科疾病的诊治。"药类法象"，简述张元素、李呆的药物学理论；"医验记述"，载录作者长期从事临床的诊治经验，内容丰富；最后为"补遗"，选辑张仲景以下诸家有关外感、中暑等病证的验方。

2）《张氏医通》 为综合性医书，十六卷，清张璐撰于康熙三十四年（1695），此书前十二卷论病，包括内、外、妇、儿及五官等科，每病先列《内经》《金匮要略》之论述，次引后世如孙思邈、李东垣、朱丹溪、赵献可、薛己、张介宾、缪仲淳、喻嘉言等诸家之说，同时结合个人临证经验发表议论，但大抵不外折衷成综合诸家观点，无多创见。

3）《东医宝鉴》 是朝鲜古代药学史上的巨著，作者是朝鲜宣祖及光海君时代的许浚，于1610年撰成，三年后正式刊行。《东医宝鉴》选方丰富实用，收载15类，1400多种药材。每方均注出处，并收录民间单方。此书主要参考中国医书如《素问》《灵枢》《伤寒论》《证类本草》《圣济总录》《直指方》《世医得效方》《医学正传》《古今医鉴》《医学入门》《万病回春》《医学纲目》等83种。

（4）专题资料汇编 按专题辑录资料，按现代的观点方法编排资料，称为资料汇编。如《中国历代医论选》、《中国医药汇海》、《常见病证中医文献专辑》（《哮喘专辑》《肿胀专辑》《黄疸专辑》《中风专辑》《疟疾专辑》《惊悸怔忡专辑》《虚损专辑》《痹痿专辑》《胃脘痛专辑》《癫狂痫专辑》《失眠嗜卧专辑》）、《历代中药炮制资料辑要》等。

（5）集注 就是将历代医家对某一古典医籍的条文、段落的论述汇集成书，如张志聪的《素问集注》等。

（6）历代医案资料检索 主要有《名医类案》《续名医类案》《宋元明清名医类案》。

1）《名医类案》 系医案著作，江氏父子编辑。广辑明以前医药著作以及《史记》《三国志》《抱朴子》《夷坚志》等史传子集文献，从中收集名医治验例案，历时二十载，于嘉靖二十八年（1591），方得刊行。清乾隆间，魏之琇以校阅，详尽考订江氏父子存在的疏漏和脱文，探本求源，补缺正误；此外，有四库全书本、清光绪二十年（1894）耕余堂铅印本等10多种。本书为我国第一部医案专著。

2）《续名医类案》 6卷（原60卷），魏之琇成书于清乾隆三十五年（1770年），鉴于明代《名医类案》所选资料尚多缺漏，而明后新见医案亦颇繁，乃"杂取近代医书及史传地志、文集说部之类，分门排纂。"全书分345门，内、外、妇、儿、五官等各科病症兼备，分类条理清楚，选案广泛，尤以急性传染病治案所占篇幅甚大，其中痘症（天花）即占两卷之多，亦可见当时传染之烈及编撰者用心。此书现有《四库全书》本及同治、光绪年间刻本多种。

3）《宋元明清名医类案》 徐衍之、姚若琴编，成书于1933年，1988年天津古籍书店分正、续编影印出版。本书收集宋元以后名医类案，自宋朝徐叔微起，迄于近代丁甘仁，共46人。全书以人为纲，以纲为目，分类清晰。每家医案之前，各冠列传一篇，介绍医家生平事迹、师承关系、学术特点，供研读医案时了解其学术渊源。本书所收录的医案，多辑自丛书典籍，家藏秘本；书中附有明贤之评注。本书为研究宋元明清及近代医家的治疗经验提供了宝贵的财富。

任务二　现代中医药文献检索 微课2

一、现代中医药文献的特点

1.类型多样。在出版形式上，早已突破单是书刊的类型，出现了会议资料、学位论文、标准文献、科技档案、专利文献、病案资料等许多新的形式。

2.数量剧增，传播加快。

3.文种众多，发表分散。

二、现代中医药文献的作用

1.是中医药学术理论的一种存在形式。

2.是衡量中医药学术发展的原始资料。

3.是中医药情报信息研究的主要对象。

4.是确认中医药人员知识产权的依据。

三、现代中医药文献的手工检索

（一）常用的中医药文献手工检索工具

常用的中医药文献手工检索工具主要有《中国医学文摘·中医》《中国药学文摘》《中国生物学文摘》《医学论文累积索引（1949—2009）》《中国学术会议文献通报》《中国学位论文通报》《医学索引》《科学引文索引》《生物学文摘》《化学文摘》。

1.《中国医学文摘·中医》 由中国科技情报编译出版委员会批准出版的国内医学文献检索体系，为报道性质的医学文献的文摘类检索刊物，因分册不同，有月刊、双月刊和季刊。目前已有内科学、内科学（英文版）、外科学、中医、肿瘤学、基础医学等18个分册。检索时，选择相应分册，再按分类、主题、著者途径检索。检索内容：利用目录可以检索；本年度可利用年终编制的年度主题索引进行检索。主题索引采用主题法，按汉语拼音顺序排列制成。

2.《中国药学文摘》 是检索中文药学方面文献的重要检索工具。为国家药品监督管理局信息中心编辑出版，创刊于1982年，1984年以季刊形式正式发行，翌年以双月刊出版发行，每期有期索引；每年一卷，卷末单独出版一期卷索引，索引均以主题词的汉语拼音或英文药名的英文字母顺序排列，各主题词或药名项下附有说明词及文摘号，可以指引读者根据文摘号查出相关文摘。检索途径主要有分类途径、主题途径、外文药名途径。

3.《中国生物学文摘》 中国科学院文献情报中心、中国科学院上海文献情报中心和中国科学院生物学文献情报网主办，中国科学院上海文献情报中心出版。该刊收录我国科技人员（包括港台地区）在国内公开出版发行的有关生物学方面的期刊论文、专著、会议录等以及在国外出版物上发表的论文，并酌情选收能开阔生物科学专业人员思路的带启迪性的有关科技文献。每年报道文献量约9万条左右。该刊以文摘为主报道我国生物科学领域的研究成果与进展，检索途径主要有分类途径和主题途径。

4.《医学论文累积索引（1949—2009）》 由南京医学院图书馆、中国医学科学院情报研究所编辑出版，简称《30年索引》。该索引收集了1949—2009年国内公开及内部出版的医学期刊以及自然科学期刊中有关医药卫生的主要中文医学文献，共20多万篇。属题录式的索引，分为卫生、基础医学、诊断学、护理学、中医学、内儿科学、外科学、妇产科学、肿瘤、五官科、皮肤瘤学、药学及总索引等分册。各分册仅以主题途径提供检索，在总索引中增加分类辅助索引。

5.《中国学术会议文献通报》 中国科学技术信息研究所编辑出版。该刊主要报道全国各学会、协会、各部委及其所属单位在国内召开的全国性和国际性会议的学术论文，内容涉及数理科学和化学、医药卫生、农业科学、工业技术、交通运输、航空、航天、环境科学、管理等领域。检索主要利用各期目次从分类途径检索或利用附录的会议名称索引检索。

6.《中国学位论文通报》 中国科学技术信息研究所编辑，科学技术文献出版社出版，1985年创刊。该刊是在国务院学位委员会颁发关于寄送博士和硕士学位论文的通知后，由学位论文的收藏单位中国科学技术信息研究所编辑出版的综合性检索刊物，收录我国自然科学领域各个专业的硕士、博士和博士后全部论文，是查找中国学位论文的主要检索工具。所收学位论文按《中国图书馆图书分类法》（第3版）分类体系组织编排题录，在每期正文前有学科分类目次。

7.《医学索引》 Index Medicus，简称IM，创刊于1879年，1960年恢复此名，该卷号为新辑第1卷，现由美国国立医学图书馆（National Library of Medicine，简称NLM）编辑出版，每年1卷。它以题录的形式报道论文（article）、编者评述（editorial）、通信（letter）、新闻（news）、综述（review）、评论（comment）等类型的文献。

8.美国《科学引文索引》 Science Citation Index，简称SCI，1961年创刊，由美国科学情报研究所（ISI）出版。该索引可用于了解某一研究课题的发展过程，如通过其中的专利引文索引了解某一专利新的应用和改进；通过机构索引了解某科研机构最新研究动向。该索引是以一条文献为线索，检索所有引用过该文献的文献，通过文章被引用的频率可看出该论文的学术价值，进而推之，可反映一个单位的学术成就与学术地位。检索途径上，有引文索引、来源索引、轮排主题索引。

9.美国《生物学文摘》 Biological Abstracts，简称BA，1926年由《细菌学文摘》与《植物学文摘》合并而成，现由设在费城的美国生物科学情报服务社（BIOSIS）出版。收摘范围遍及生命科学的各个领域，为查阅生命科学文献的全球性权威性检索工具刊，设有著者索引、生物分类索引、属类索引和主题索引。美国《生物学文摘》的姐妹刊——美国《生物学文献/报告、评述、会议录》（简称BA/RRM），是BIOSIS出版的另一种大型生命科学二次文献刊，是对BA必要的补充，同样设有著者、生物分类、属类、主题四种索引。

10.美国《化学文摘》 Chemical Abstracts，简称CA，是由美国化学会所属的化学文摘社（CAS）编辑出版的一种用英文发表的文摘性刊物，它收录文献量大而广，报道快速及时，索引体系完备，成为当今世界用途最广泛的权威性检索工具。CA的索引体系包括期索引（关键词索引、专利索引、著者索引）、卷索引（著者索引、化学物质索引、普通主题索引、分子式索引、环系索引、专利索引）、累积索引和工具索引（索引指南、资料来源索引等）；具有分类途径、著者途径、主题途径、分子式途径、专利号途径等多种检索途径。

（二）中医药工具书

1.《中国大百科全书》 是中国第一部大型综合性百科全书，也是世界上规模较大的几部百科全书之一。1978年，国务院决定编辑出版《中国大百科全书》，并成立中国大百科全书出版社。《中国大百科全书》第一版历时15年，于1993年出齐，共74卷；第二版历时14年，共32卷，于2009年出齐。

2.《中国中医古籍总目》 由上海辞书出版社出版发行，这一大型中医文献检索工具书是由中国中医科学院图书馆组织，薛清录教授主持、相关领域专家参与编纂而成的。收录了全国150个图书馆（博物馆）馆藏的1949年以前出版的中医图书13455种，为了最大限度地满足查询中医古籍的需要，该书还收录了一批流失海外在国内已经失传的中医古籍的影印本、复制本。在该书的编撰后期，又收集到台湾6家图书馆馆藏中医古籍目录，以附录形式列于书后，供读者参考。

3.《中医辞海》 分上、中、下三册，共1000余万字，收词5万余条，首次将各科词条按笔画排列，突出其综合性的特点。全书内容有中医基础理论、中医诊断学、古典医籍、医史文献、中药学、方剂学、中医实验、中医仪器、中西医结合、内科学、外科学、骨科学、妇科学、男科学、儿科学、眼科学、皮肤科学、耳鼻喉科学、针灸学、推拿学、药膳、养生学、气功学等。覆盖中医药各科的内容，涉及由古至今的知识，为中医药之大成，是中医药发展史上的重要成果。

4.《中医大辞典》 是我国第一部现代中医大型综合性辞书。本辞典由中国中医研究院、广州中医学院主编，全国11个中医科研、教学单位227位著名专家分工协作，历时20年，分3个阶段编写、修订而成。共收载辞目36908条，总字数402万，插图140幅。内容涵盖中医医史、文献、基础、中药、方剂、内科、外科、妇科、儿科、骨伤科、眼科、五官科、针灸、推拿、养生、气功等，是一部全面反映中医学术，供医疗、教学、科研工作应用的大型工具书。

四、中医药文献的计算机检索

（一）中医药光盘数据库检索

1.《中华医典》 是我国第一部对中医古籍进行全面系统整理而制成的大型电子丛书，共由16张光盘组成。它收录民国以前中国历代医学古籍600余部，卷帙近万，约2亿字。全书分为《本草方药大全》《临床医术大全》《综合医籍大全》《医经养生大全》四大部分，将本草、药性、炮制、鉴定、方剂，内、外、妇、儿、五官、针灸等临床各科，医案、医话、医论等经典医籍的绝大部分原著，以及校注与发挥部分著作均囊括其中，大致涵盖了至清末为止的中国医学文化建设的主要成就，是至今为止规模最为宏大、门类最为齐全、卷帙最为繁多的中医古籍大型电子丛书。

2.《中国药学文摘数据库》China Pharmaceutical Abstracts，简称CPA，是国内唯一的大型药学文献数据库，内容涵盖了《中国药学文摘》印刷版的全部文献题录和文摘。CPA收录了1982年以来国内公开发行的450余种药学杂志、医学杂志、医药院校学报以及植物学和微生物学等边缘学科杂志的文献题录和文摘，其中中药文献占一半左右，是世界上拥有中药文献最多的数据库。该库涉及的主要学科领域是药学及其相关学科。数据库检索包括全文检索、字段检索、再次检索、检索结果的输出。

3.中国药学文献数据库（光盘版）　药学专题数据库，该数据库收集了在我国公开出版发行的药学、医药、化工、植物、微生物、医药院校学报等期刊中刊载的有关中西药学理论、药物的科研、生产技术、药剂、药理、临床试验、药物评价、药品生产管理和质量管理、制药设备、新药介绍、综述等内容的文献。

（二）中医药网络数据库检索

1.中国中药数据库　是全面介绍中药信息的参考工具型数据库，该数据库对每味中药进行了性味、归经、功效、主治、用法用量、产地、化学成分、药理作用、毒理学、药材基原、资源分布、栽培或养殖、采集加工、炮制方法、药材鉴别等多方面描述。

2.中国中医药期刊文献数据库　是国内外存贮量最大、内容全面的中医药学文献数据库。该数据库收录了自1949年至今的国内公开出版的800多种生物医学期刊杂志中有关中医、中药、中西医结合、各种民族医药、针灸、气功、按摩、养生等方面的文献报道，其中40%附有文摘。该数据库拥有两个英文版分库，即英文版针灸文献数据库和英文版中药文献数据库。

3.中医药报刊资料数据库　该数据库收录了1988年以来国内100余种报刊上发表的有关中医药的动态信息，每年约3000条记录，每日更新。该数据库有光盘版，并可通过互联网或远程拨号登录进行检索。

4.中国中医药期刊文献数据库　是目前国内最权威的中医药文献数据库。该库涵盖了国内出版的生物医学及其他相关期刊千余种，收录了1984年以来的中医药文献，覆盖中医药学、针灸、气功、按摩、保健等方面的内容，含有大量医学文摘，近年文摘量已达50%。文献数量以每年3万、4万篇的速度增加，2000年11月起，每季维护和更新一次。

（三）中医药相关网站

1.中国中医药信息网　有中英文两种版本。提供网上信息查询、网上医疗、网上教学、电子商务、求医问药、中医药数据库、中医药战略、战术情报研究及市场预测等服务。中国中医药数据库系统工程中的多库融合检索平台是将多个不同类型、不同结构、不同软件支持的本地及异地数据库置于一个统一的检索平台上，可以同时从各个不同的数据库中检索所需要的信息，也可以只选择其中的一个数据库进行查询。目前，在多库融合检索平台上收录了20个数据库。

2. 中华中医网　致力于弘扬国医国粹，普及中医药基础知识，推广中医药文化与特色，扩大中医药的影响，推动中药贸易。主要设置有名医名院、药材市场、医疗合作、中医书籍、中医新闻、望闻问切、中药常识、中药词典、中医图谱、中医文化、偏方秘方、中医拔罐、中医膏药、中医刮痧、中医火疗、中医气功、中医推拿、中医药茶、中医药酒、中医针灸、自然疗法、中医减肥等栏目。可以免费提供各种中医资料与信息，推广普及中医常识。

3. 中国医药卫生网　有中英文两种版本。为满足国内医学界人士的检索需求，中国医学科学院医学信息研究所推出了中国科技信息资源共享网络医学信息检索系统的试运行版。该检索系统涵盖美国ME（ME数据库）、中国生物医学文献数据库（CBM）、荷兰医学文摘（EM）、国际药学文摘（DA）等多种数据库。

4. 中国医药信息网　是全国医药综合信息服务网站。该网站面向全国医药行业和药品监督管理系统，提供各类医药技术、经济、市场、管理信息以及多种科技与经济类型数据库的联机检索服务，提供药品监督管理信息和法规、公告服务。该网站的数据库和信息涵盖药品监督管理以及药品、医疗器械、药学文献、医药专利、医药进出口、医药包装以及国内国际医药经贸、科研教育、医药企业和产品等各个方面。

5. 中草药大典　提供中国中草药数据库信息服务。数据库结构是分层组织的目录索引，按形态分为根类、根茎类等11大类，按目录依次深入，可查询到有关中草药信息，如植物形态、化学成分、功能主治等。

思考题

（1）简述中医药古典文献的概况。

（2）中医药古典文献的特点有哪些？

（3）中医疑难字检索工具有哪些？

（4）中医古典文献的收集方法有哪些？

（5）现代中医药文献的特点有哪些？

书网融合……

微课1

微课2

模块三

特种信息资源检索和论文撰写

项目九　特种信息资源检索

PPT

任务一　专利文献检索

一、专利

（一）专利的定义

1.**专利权**　即国家授予的对某项发明创造的独占支配权。
2.**专利发明**　即取得专利权的发明创造。
3.**专利文献**　即记载发明创造内容的专利说明书等。

（二）专利权

1.**定义**　一项发明创造由申请人按照法律程序向国家有关主管部门提出申请并经审查合格后，由国家主管部门向申请人授予的在一定期限内对该发明创造享有的独占权或支配权。

2.**特征**

（1）独占性　专利权人对其拥有的专利权享有独占或排他的权利，未经其许可或者出现法律规定的特殊情况，任何人不得使用，否则即构成侵权。这是专利权（知识产权）最重要的法律特点之一。

（2）地域性　指任何一项专利权，只有依一定地域内的法律才得以产生并在该地域内受到法律保护。这也是区别于有形财产的另一个重要法律特征。根据该特征，依一国法律取得的专利权只在该国领域内受到法律保护，而在其他国家则不受该国家的法律保护，除非两国之间有双边的专利（知识产权）保护协定，或共同参加了有关保护专利（知识产权）的国际公约。

（3）时效性　指法律对专利权所有人的保护不是无期限的，而是有限制的，超过这一时间限制则不再予以保护，专利权随即成为人类共同财富，任何人都可以利用。

3. 授予专利权的条件

（1）新颖性　是指在申请日以前没有同样的发明或者实用新型在国内外出版物上公开发表过、在国内公开使用过或者以其他方式为公众所知。也没有同样的发明或者实用新型由他人向专利局提出过申请并且记载在申请日以后公布的专利申请文件中。申请专利的发明或者实用新型满足新颖性的标准，必须不同于现有技术，同时还不得出现抵触申请。

（2）创造性　是指同申请日以前已有的技术相比，该发明有突出的实质性特点和显著的进步，该实用新型有实质性特点和进步。申请专利的发明或实用新型，必须与申请日前已有的技术相比，在技术方案的构成上有实质性的差别，必须是通过创造性思维活动的结果，不能是现有技术通过简单的分析、归纳、推理就能够自然获得的结果。发明的创造性比实用新型的创造性要求更高。创造性的判断以所属领域普通技术人员的知识和判断能力为准。

（3）实用性　是指该发明或者实用新型能够制造或者使用，并且能够产生积极效果。它有两层含义：①该技术能够在产业中制造或者使用。产业包括工业、农业、林业、水产业、畜牧业、交通运输业以及服务业等行业。产业中的制造和利用是指具有可实施性及再现性。②必须能够产生积极的效果，即同现有的技术相比，申请专利的发明或实用新型能够产生更好的经济效益或社会效益，如能提高产品数量、改善产品质量、增加产品功能、节约能源或资源、防止环境污染等。

4. 专利权的终止　我国专利法规定，发明专利权的期限为20年，实用新型专利权和外观设计专利权的期限均为10年，均自申请日期起算。规定期限届满，专利权就终止，此为专利权的正常终止。多数情况下专利权届满前，由于新技术的出现或该专利技术实施不佳等原因专利权人往往会采取措施使专利权提前终止。

5. 专利权的无效　我国专利法规定，在专利局公告授予专利权之日起满6个月后，任何单位或个人认为该专利权的授予不符合专利法规定的，都可以请求专利复审委员会宣告该专利无效。

6. 专利的分类　我国专利法规定，专利分为以下几种。

（1）发明专利　是指对产品、方法或者其改进所提出的新的技术方案。

（2）实用新型专利　是指对产品的形状、构造或者其结合所提出的适于实用的新的技术方案。

（3）外观设计专利　是指对产品的形状、图案或者其结合以及色彩与形状、图案的结合所作出的富有美感并适于工业应用的新设计。

7.**专利的优先权**　优先权是由《保护工业产权巴黎公约》规定的一项优惠权利。它是指同一发明首先在一个缔约国正式提出申请后，在一定期限内再向其他缔约国申请专利时，申请人有权要求将第一次提出的申请日期作为后来提出的申请日期。公约规定，发明和实用新型专利的优先权期限为1年，外观设计专利的优先权期限为6个月。我国于1985年加入《巴黎公约》。

二、专利文献

（一）专利文献的定义

专利文献是专利制度的产物，是实行专利制度的国家及国际性专利组织在审批专利过程中产生的官方文件及其出版物的总称。狭义专利文献是指专利说明书，也包括申请批准有关发明的其他类别的文件，如发明证书等；广义专利文献包括专利公报、专利文摘、专利分类表和各种专利索引等。

（二）专利文献的类型

1.**按法律性质分类**　申请说明书、专利说明书。
2.**按技术内容分类**　发明专利说明书、实用新型专利说明书、外观设计专利说明书。
3.**按加工层次分类**　专利说明书；专利文摘、题录、索引、公报等；分类表索引、专利分类表等。
4.**按载体分类**　印刷型、缩微型、磁带型、光盘型。

（三）专利文献的特点

1.**技术新颖，内容广泛，数量巨大，出版迅速，报道及时**　专利文献反映新的科技信息，内容新颖，出版迅速。各国专利法均规定申请专利的发明必须具有新颖性，特别是由于大多数国家采用了先申请原则，即分别就同样发明内容申请专利的，专利权将授予最先申请者。这就促使发明者在完成发明构思后迅速申请专利。事实上，一些重大的发明常在专利文献公开10余年后才见诸其他文献。近年来，一些国家相继采用了早期公开制，发明说明书自申请专利之日起满18个月即公布于众，这又加快了发明内容公开化的进程。

2.**系统完整，实用详尽**　专利文献对发明创造的揭示完整详尽，技术内容相对可靠。发明说明书等有关文件的撰写大多是由受过专门训练的代理人会同发明人共同完成的，而且还经过知识产权局的严格审查。

3.**著录规范，格式统一**　专利文献的格式统一规范，高度标准化，并且具有统一的分类体系，便于检索、阅读。各国专利说明书基本上都是按照国际统一的格式印刷出版，著录项目都有统一的识别代码，国家名称也有统一的代号。这使得即便不懂原文也能识别该说明书的一些特征，给查找专利文献提供了方便。

4.重复出版，语种多样 造成专利文献大量重复的原因有：①同一项发明用各种语言向多个国家申请专利的现象屡见不鲜；②不少国家专利局在受理和审批专利申请的过程中，对发明说明书要先后公布几次。这一特性虽有助于评价发明的重要性、弥补馆藏的不足，但也给收藏和管理增加了负担。

5.集技术、法律、经济信息于一体 专利文献记载技术解决方案，确定专利权保护范围，披露专利权人、注册证书所有人权利变更等法律信息。同时，依据专利申请、授权的地域分布，可分析专利技术销售规模、潜在市场、经济效益及国际的竞争范围，是一种独一无二的综合科技信息源。

三、国际专利分类法

世界专利制度多样化，各国编制的专利分类法在分类原则、体系结构、标记符号等彼此有较大差别，影响了专利文献的国际交流。1954年12月，英、法等15个国家在巴黎签订了《关于国际发明专利分类欧洲协定》，并编制了《国际专利分类表》的最早版本。1973年3月在世界知识产权组织和欧洲理事会的赞助下，在法国斯特拉斯堡召开国际专利分类法会议，签署了《关于国际专利分类的斯特拉斯堡协定》，有72个国家签字，于1975年10月7日生效，促进了国际专利文献的统一分类。目前，大多数国家均采用《国际专利分类表》。

四、专利文献的检索工具

1.手工检索

（1）《中国专利公报》 提供 IPC 号、申请号、公开号、申请人、专利权人等检索途径。

（2）《中国专利索引》 可根据IPC号、专利号、申请人、专利权人等途径进行检索。

（3）《专利文献通报》 以文摘、题录形式报道中国、美国的专利文献。

（4）《中国药品专利》。

（5）其他 《世界专利索引题录周报》《世界专利文摘周报》《化学文摘》《生物学文摘/报告、评论、会议》等。

2.计算机检索

（1）中华人民共和国国家知识产权局网 国家知识产权局主管专利工作和统筹协调涉外知识产权事宜。国家知识产权局专利局为国家知识产权局下属事业单位。国家知识产权局将对专利申请的受理、审查、复审、授权以及对无效宣告请求的审查业务委托国家知识产权局专利局承担（图9-1）。 微课1

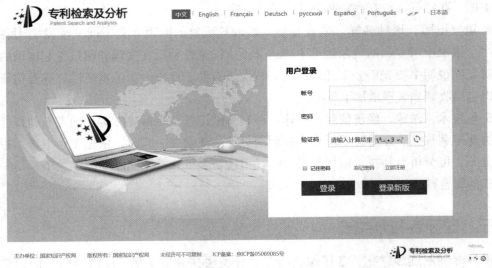

图 9-1 中华人民共和国国家知识产权局网专利检索入口

（2）SooPat专利搜索引擎 SooPat是一个专利数据搜索引擎。Soo为"搜索"，Pat为"patent"，SooPat即"搜索专利"。SooPat致力于"专利信息获得的便捷化，努力创造最强大、最专业的专利搜索引擎，为用户实现前所未有的专利搜索体验"。SooPat本身并不提供数据，而是将所有互联网上免费的专利数据库进行链接、整合，并加以人性化的调整，使之更加符合人们的一般检索习惯。它和Google进行了非常高效的整合，从而更加方便使用（图9-2）。

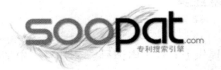

中国专利		SooPAT 搜索	表格检索
☑发明 ☑实用新型 ☑外观设计 ☐发明授权			IPC分类搜索 使用帮助

世界专利		新世界 搜索	高级检索
包含99个国家和地区、超过9500万专利文献，时间跨度超过350年 查世界专利应尽量使用英文，但也支持中文输入~			IPC分类搜索

图 9-2 SooPat 专利搜索引擎界面

（3）中国专利信息网 是目前国内科技及知识产权领域提供专利信息检索分析、专利事务咨询、专利及科技文献翻译、非专利文献数据加工等服务的权威机构（图9-3）。

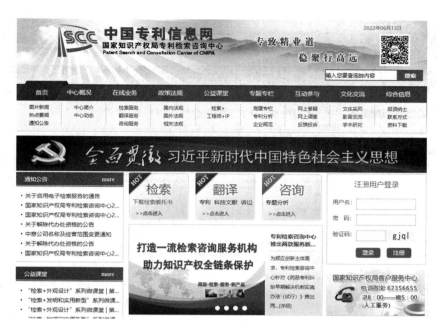

图 9-3　中国专利信息网

（4）美国专利数据库　美国专利数据库如图9-4所示。

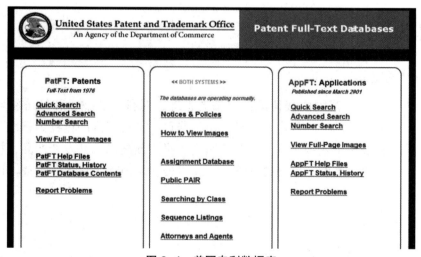

图 9-4　美国专利数据库

（5）欧洲专利数据库　欧洲专利数据库如图9-5所示。

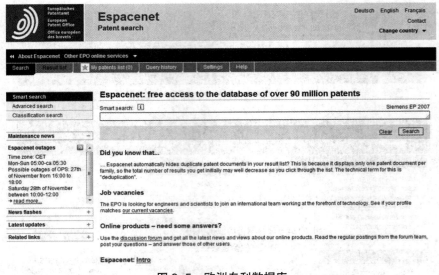

图 9-5　欧洲专利数据库

任务二　标准文献检索

一、标准概述

（一）标准的定义

标准是为了在一定范围内获得最佳水平的管理，对科学、技术和经济领域内具有重复应用特征的事物所作的统一规定。这种制定、修订、贯彻标准的过程为标准化。通过对某项技术或某个行业标准化的实施，有利于引进和推广新技术，开发新产品，提高产品质量，节约人、财、物等资源，实现科学管理，获得最佳社会秩序和社会效益。1901年英国成立了世界上第一个标准化机构。

（二）标准的分类

1.按标准制定的主体分类

（1）国际标准　国际标准化组织（ISO）、国际电工委员会（IEC）和国际电信联盟（ITU）制定的标准。国际标准化组织确认并公布的其他国际组织制定的标准。

（2）区域标准　由区域性国家集团或标准化团体为其共同利益而制定发布在该区域国家集团范围内适用的标准。

（3）国家标准　由合法的国家标准化组织，经过法定程序制定发布的在该国范围内适用的标准。

（4）行业标准　由行业标准化组织制定和发布的在该行业范围内适用的标准。

（5）地方标准　由地方标准化组织制定和发布的在该地方范围内适用的标准。

（6）企业标准　由企业制定并由企业法人代表或其授权人批准、发布的在企业范围内适用的标准。

2.按标准化对象的属性分类

（1）技术标准　对标准化领域中需要协调统一的技术事项所制定的标准。

（2）管理标准　对标准化领域中需要协调统一的管理事项所制定的标准。

（3）工作标准　为实现整个工作过程的协调，提高工作质量和工作效率，对工作岗位所制定的标准。

3.按标准实施约束力分类

（1）我国的强制性标准和推荐性标准

1）强制性标准——强制性　指国家标准和行业标准中保障人体健康和人身、财产安全的标准，以及法律、行政法规规定强制执行的标准，代号是GB。由省、自治区、直辖市标准化行政主管部门制定的工业产品的安全和卫生要求的地方标准，在本行政区域内是强制性标准。标准应用方式的强制性，即利用国家法律强制实施。

2）推荐性标准——自愿性　强制性标准以外的标准是推荐性标准。是倡导性、指导性、自愿性的标准，代号是GB/T。

（2）世界贸易组织的技术法规和标准

1）技术法规——强制性　指规定技术要求的法规，它或者直接规定技术要求，或者通过引用标准、技术规范或规程来规定技术要求，或者将标准、技术规范或规程的内容纳入法规中。技术法规可附带技术指导，列出为了符合法规要求可采取的某些途径，即权益性条款。WTO/TBT对"技术法规"的定义是：强制执行的规定产品特性或相应加工和生产方法（包括可适用的行政或管理规定在内）的文件。技术法规也可以包括或专门规定用于产品、加工或生产方法的术语、符号、包装、标志或标签要求。

2）标准——自愿性　WTO/TBT对"标准"的定义是：由公认机构批准的、非强制性的、为了通用或反复使用的目的，为产品或相关加工和生产方法提供规则、指南或特性的文件。标准也可以包括或专门规定用于产品、加工或生产方法的术语、符号、包装、标志或标签要求。

（3）欧盟的指令和标准

1）新方法指令——强制性　欧盟对涉及产品安全、工业安全、人体健康、保护消费者和保护环境方面的技术要求制定"新方法指令"。"新方法指令"的性质是技术法规，各成员国依法强制实施。只针对少数关键的共性问题制定，内容限定为规定"基本要求"，不规定具体技术细节，技术细节由相关标准规定。

2）协调标准——自愿性　指"不同标准化机构各自针对同一标准化对象批准的具有下列特性的若干标准，按照这些标准提供的产品、过程或服务具有互换性，提供的实验结果或资料能够相互理解。"主管机构是欧洲区域标准化组织CEN、CENELEC和ETSI，它们负责批准与其专业范围相关的指令所涉及的"协调标准"，这些"协调标准"均属于欧洲标准（EN）。

4.按标准信息载体分类

（1）标准文件

1）作用　提出要求或作出规定，作为某一领域的共同准则。

2）形式　①标准：最基本的规范性文件形式，主要内容是对产品、过程、方法、概念等作出统一规定，作为共同使用和重复使用的准则。②技术规范：规定产品、过程、服务应满足的技术要求的文件。③规程：为设备、构件或产品的设计、制造、安装、维护或使用而推荐惯例或程序的文件。④指南：文件的内容不作为某一领域共同遵守的准则，而是作为一种专业或行业的指南、指导、倡导或参考，或作为企业内部的一种技术工具或管理工具。⑤技术报告：对产品、过程等对象作出详尽描述，特别是对有关特性给出各项技术数据等信息的文件。

3）介质　有纸质介质和电子介质。

（2）标准样品

1）作用　提供实物，作为质量检验、鉴定的对比依据，作为测量设备检定、校准的依据，作为判定测试数据准确性和精确度的依据。

2）种类　按其权威性和适用范围分为内部标准样品和有证标准样品。①内部标准样品：在企业、事业单位或其他组织内部使用的标准样品，其性质是实物形式的企业内控标准。②有证标准样品：具有一种或多种性能特征，经过技术鉴定附有说明上述性能特征的证书，并经国家标准化管理机构批准的标准样品。

（三）标准号的构成

标准号的一般形式为：标准代号+顺序号+制定（修订）年份。

1.国际标准代号　如ISO表示国际标准化组织标准代号。

2.国家标准代号　如GB和GB/T分别表示强制性和推荐性国家标准的代号。

3.行业标准代号　如YY表示医药行业标准的代号。

二、标准文献

（一）标准文献的定义

标准文献一般是指由技术标准、管理标准及其他具有标准性质的类似文件所组成的一种特定形式的科技文献体系，包括标准、规范、规程、标准草案和技术要求。它是按照规定程序编制，由主管机构批准，以特定形式发布，作为共同遵守的准则和依据。

（二）标准文献的特点

1.由各级主管标准化工作的权威机构主持制定颁布（除少数军用和尖端科学技术的标准保密外），一般以单行本形式发行，一项标准一册，年度形成目录和汇编。

2.一般采用专门的技术分类体系，每件标准有一个固定不变的标准号。标准不同于其他文献，它结构严谨、统一编号、格式一致，其中标准号是标准文献区别于其他文献的重要特征，还是查找标准的重要入口。

3.具有法律作用，有一定约束力，不同级别的标准在不同的范围内必须贯彻执行。标准文献技术成熟度高，约束性强。标准的技术成熟度很高，它以科学技术和实践经验的综合成果为基础，经相关方面协商一致，由主管机构批准，以特定形式颁布。

4.标准制定后，每隔3~5年复审一次，分别予以确认、修订或废止，修订后标准号不变。自标准实施之日起至标准复审重新确认、修订或废止的时间，称为标准的有效期，又称标龄。由于各国情况不同，标准有效期也不同。各国的标准化机构都对标准的使用周期及复审周期作了严格规定。

（三）标准文献的检索

1.手工检索

（1）《中国国家标准分类汇编》　是将某一行业（或领域）的全部国家标准，按照标准文献分类法的二级类别，将同类标准放在一起，分册出版，又称分类汇编。每册约150万字，因此，每册中可能包括一类标准，也可能包括两类或三类标准。在每册书附后有本卷各册所包含的标准类别目录。读者凭此目录可以知道每册中包含哪一类标准。

（2）《中国标准化年鉴》　每年出版一卷，主要内容是阐述前一年标准化工作的各个方面：包括标准化事业的发展情况、管理机构、法规建设以及科学研究工作的现状；一年内发布的新国家标准目录等。所附的国家标准目录分为两种：标准号顺序目录、分类目录（按《中国标准文献分类法》分类排列，在同一类中按标准顺序号排列）。

（3）《标准化文摘》　是我国唯一的标准化综合性刊物，正文按照标准化理论和方针政策、国内外新标准简介、企业标准化等专栏进行编排。

（4）其他　《中国标准导报》《标准化通信》《美国国家标准目录》《日本工业标准目录》等。

2.计算机检索

（1）万方数据库——中外标准库　收录了中国国家标准、中国行业标准、中国建材标准、中国建设标准、国际标准化组织标准、国际电工委员会标准、欧洲标准、英国标准学会标准、法国标准协会标准、德国标准化学会标准、日本工业标准调查会标准、美国国家标准、美国行业标准等国内外各种标准。

（2）中国标准服务网　由中国标准化研究院标准信息研究所负责运营。2021年10月，改版后的中国标准服务网秉承正版、权威、及时的宗旨，将以更丰富的内容和全新的面貌为广大用户服务。可以提供国内标准、国际国外标准的检索。 🄔微课2

（3）其他　国家科技图书文献中心标准文献检索系统、国家标准化委员会网站、国际标准化组织网站、世界标准服务网等。

任务三　其他特种文献检索

一、会议文献

（一）概述

会议文献通常是指国内外召开各类专业会议产生的文献，是在学术会议上宣读和交流的论文、报告及其他有关资料。随着科学技术迅速发展，世界各国的学会、协会、研究机构及国际性学术组织举办的各种学术会议日益增多。

会议文献的特点是传递情报比较及时，内容新颖，专业性和针对性强，种类繁多，出版形式多样。它是科技文献的重要组成部分，一般是经过挑选的，质量较高，能及时反映科学技术中的新发现、新成果、新成就以及学科发展趋向，是一种重要的情报源。

（二）会议文献分类

会议文献可分为会前、会中和会后3种。

1. 会前文献　包括征文启事、会议通知书、会议日程表、预印本和会前论文摘要等。其中预印本是在会前几个月内发至与会者或公开出售的会议资料，比会后正式出版的会议录要早1~2年，但内容完备性和准确性不及会议录。有些会议因不再出版会议录，故预印本就显得更加重要。

2. 会议期间的会议文献　有开幕词、讲话或报告、讨论记录、会议决议和闭幕词等。

3. 会后文献　有会议录、汇编、论文集、报告、学术讨论会报告、会议专刊等。其中会议录是会后将论文、报告及讨论记录整理汇编而公开出版或发表的文献。

（三）会议文献的检索

1. 手工检索

（1）《世界会议》（world meetings，WM）　由美国麦克米伦出版公司（Macmillan Publishers Ltd.）编辑出版。主要预报2年内国际上将要召开的学术会议。每期出版4个分册。

（2）《会议论文索引》（conference paper index，CPI）　由美国剑桥科学文摘公司（Cambridge Scientific Abstracts Co.）编辑出版，1973年创刊。该索引收录有关生命科学、化学、物理、地球科学及工程技术等学科领域的专业会议论文，每年报道7万余篇会议论文，其来源主要是会议预报中的论文篇名或会前预印的文摘本。

（3）中国学术会议全文数据库（PACC）　由万方数据公司出版，收录了1985年以来的国内论文数据。收录国家级学会、协会、研究会组织召开的全国性学术会议论文。数据范围覆盖自然科学、工程技术、农林、医学等领域。学术会议全文数据库既可从会议信息，也可以从论文信息进行查找。在万方网站或其镜像站点都可以检索并直接获取原文。

（4）其他　《中国学术会议文献通报》、《科技会议录索引》、《中文科技资料目录——医药卫生》、BA/RRM等。

2.计算机检索

（1）网络搜索引擎　在搜索引擎中通过分类浏览或在检索框中输入Meeting、Conference等有关会议的词汇，可获得很多会议信息。

（2）医药专业网站

1）荷兰医学文摘医学会议。

2）医生指南——会议资源中心。

3）医生旅行和会议指南（PTMG）。

4）37C医学网。

5）上海图书馆科技会议检索系统。

6）中国会议网。

7）中华医学会继续医学教育部会议信息。

（3）专业数据库站　中国知网和万方数据库均有相应的会议论文数据库子库，这些数据库可以提供海量的会议论文的网上检索。

二、科技报告

（一）概述

科技报告是记录某一科研项目调查、实验、研究的成果或进展情况的报告，又称研究报告、报告文献。出现于20世纪初，第二次世界大战后迅速发展，成为科技文献中的一大门类。每份报告自成一册，通常载有主持单位、报告撰写者、密级、报告号、研究项目号和合同号等。按内容可分为报告书、论文、通报、札记、技术译文、备忘录、特种出版物。大多与政府的研究活动、国防及尖端科技领域有关，发表及时，课题专深，内容新颖、成熟，数据完整，且注重报道进行中的科研工作，是一种重要的信息源。查询科技报告有专门的检索工具。

（二）科技报告的特点

1.反映新的科研成果迅速　以科技报告形式反映科研成果比这些成果在期刊上发表，一般要早一年左右，有的则不在期刊上发表。

2.内容多样化　它几乎涉及整个科学、技术领域和社会科学、行为科学以及部分人文科学领域。

3.保密性　大量科技报告都与政府的研究活动、高新技术有关，使用范围控制较严。

4.报告质量参差不齐　大部分科技报告是合同研究计划的产物，由工程技术人员编写，由于撰写受时间限制、因保密需要以工作文件形式出现等因素影响，使报告的质量相差很大。

5.每份报告自成一册，装订简单，一般都有连续编号。

（三）科技报告的分类

1.按科技报告反映的研究阶段分类

（1）研究过程中的报告　如现状报告、预备报告、中间报告、进展报告、非正式报告。

（2）研究工作结束时的报告　如总结报告、终结报告、试验结果报告、竣工报告、正式报告、公开报告等。

2.按报告的文献形式分类

（1）报告书　是一种比较正式的文件。

（2）札记　研究中的临时记录或小结。

（3）论文　准备在学术会议上或期刊上发表的报告。

（4）备忘录　供同一专业或同一机构中的少数人沟通信息用的资料。

（5）通报　对外公布的、内容较为成熟的摘要性文件。

（6）技术译文。

3.按报告的使用范围分类　绝密报告、机密报告、秘密报告、非密限制发行报告、非密报告、解密报告等。

（四）科技报告的手工检索

在我国，科技报告主要是以科技成果公报或科技成果研究报告的形式进行传播交流。自20世纪60年始，国家科委（现国家科技部）就开始根据调查情况定期发布科技成果公报和出版研究成果公告，由国家科技部所属的中国科技信息研究所出版，名称为《科学技术研究成果公报》。这就是代表我国科技成果的科技报告。

1.美国《政府报告通报和索引》　美国《政府报告及索引》（GRA&I）是检索美国科技报告的主要工具，1946年创刊，现由美国商务部国家技术情报服务局（NTIS）编辑出版，其以文摘的形式报道美国的四大报告，侧重于PB和AD报告，GRA&I分为现期期刊和年度索引两部分。

2.其他　BA/RRM、《化学文摘》、日本《科技文献速报》等。

（五）科技报告的计算机检索

1.万方数据资源系统　科技信息子系统是万方数据资源系统中最重要的一个子系统，汇集中外上百个知名的、使用频率较高的科技、经济、金融、文献、生活与法律法规等数据库。

2.CNKI国家科技成果数据库（知网版）　收录了1978年以来所有正式登记的中国科技成果，按行业、成果级别、学科领域分类。

3.国研报告　国务院发展研究中心调查研究报告简称国研报告，是国务院发展研究中心专门从事综合性政策研究和决策咨询的专家不定期发布的有关中国经济和社会诸多领域的调查研究报告，内容丰富，具有很高的权威性和预见性。每年两百期，不定期出版，网络版每天在线更新，具有浏览、下载功能。

4. 中国商业报告库　是中国资讯行的子库之一，收录经济专家及学者关于中国宏观经济、金融、市场、行业等的分析研究文献及政府部门颁布的各项年度报告全文，主要为用户的商业研究提供专家意见的资讯，数据库每日更新。

三、学位论文

（一）概述

学位论文是高等学校或科研单位的毕业生为取得学位资格而撰写的学术性研究论文。是完成一定学位必须撰写的论文，格式等方面有严格要求，学位论文是学术论文的一种形式。由于各国学位制度不同，因此学位名称也有区别，我国学位制度有学士、硕士、博士学位三种。

（二）学位论文的分类

1. 根据所申请的学位不同分类　可分为学士论文、硕士论文、博二论文三种。

2. 按照研究方法不同分类　可分为理论型、实验型、描述型三类。

（1）理论型论文运用的研究方法是理论证明、理论分析、数学推理，用这些研究方法获得科研成果。

（2）实验型论文运用实验方法，进行实验研究获得科研成果。

（3）描述型论文运用描述、比较、说明方法，对新发现的事物或现象进行研究而获得科研成果。

3. 按照研究领域不同分类　可分人文科学学术论文、自然科学学术论文与工程技术学术论文，此类论文的文本结构具有共性，而且均具有长期使用和参考的价值。

（三）学位论文的特点

1. 学位论文是高等学校、科研机构的毕业生为获得各级学位所撰写的论文。

2. 学位论文是通过大量的思维劳动而提出的学术性见解或结论，具有一定的独创性。

3. 参考文献多、全面，有助于相关文献进行追踪检索。

4. 一般不公开出版，单纯的文摘数据已无法满足读者需要，读者对电子论文全文的需求呈上升趋势。

（四）学位论文的检索

1. 全文数据库　①中国优秀博硕士学位论文全文数据库（CNKI）；②中国学位论文全文数据库（万方数据资源系统）；③ProQuest学位论文全文库（PQDD）；④《国际学位论文文摘》；⑤外文学位论文数据库。

2. 摘要数据库　①浙江大学硕博学位论文库；②国家科技图书文献中心（NSTL）；

③国家图书馆学位论文收藏中心。

3.印刷型的学位论文　①中国学位论文通报；②中国科学院博士学位论文文摘；③国际学位论文文摘；④学位论文综合索引；⑤国际硕士学位论文文摘；⑥美国博士学位论文。

四、政府出版物

（一）概述

政府出版物是指各国政府部门及其设立的专门机构发表、出版的文件。就文献的性质而言，可分为行政性文件（如政府工作报告、政府法令、方针政策、会议记录、法律法规以及调查统计资料等）和科学技术文献（如科研报告、科普资料、科技政策、技术资料等）。

（二）政府出版物的特点和意义

1.内容可靠，与其他信息源有一定重复。

2.借助于政府出版物，可以了解某一国家的科技政策、经济政策等，而且对于了解其科技活动、科技成果等，有一定的参考作用。

（三）政府出版物网上检索

1.**政府门户网站**　①中华人民共和国中央人民政府门户网站；②地方政府门户网站。

2.**其他主要政府文献检索网站**　①中国网，是国务院新闻办领导，中国外文出版发行事业局（中国国际出版集团）管理的国家重点新闻网站；②中华人民共和国国家统计局；③中国普法网。 微课3

思考题

（1）什么是专利？

（2）授予专利权的条件有哪些？

（3）标准文献的特点是什么？

（4）会议文献如何分类？

（5）学位论文的特点有哪些？

书网融合……

微课1

微课2

微课3

项目十　医药学论文撰写

PPT

学习目标

知识目标

1.**掌握**　医药学论文撰写的步骤与方法。

2.**熟悉**　医药学论文的格式与内容。

3.**了解**　医药学论文的特征和类型。

技能目标

1.能够进行医药学论文的撰写。

2.能够进行医药学综述的撰写。

任务一　医药学论文的特征和类型 微课1

论文常用来指进行各个学术领域的研究和描述学术研究成果的文章，简称为论文。它既是探讨问题进行学术研究的一种手段，又是描述学术研究成果进行学术交流的一种工具。它包括学年论文、毕业论文、学位论文、科技论文、成果论文等。

一、医药学论文的特征

1.**学术性**　所谓学术是指较为专门的、有系统性的学问，学术论文是学术成果的载体，它的内容是作者在某一科学领域中对某一课题进行潜心研究而获得的结果，具有系统性和专门性，而不是点滴所得。学术性可以体现在推翻某一学位领域中的某种陈旧的观点，提出新的见解；可以是将分散的材料系统化，用新的观点或新的方法加以论证得出新的结论；还可以是在某个学科领域中经过自己的观察、调查、实验，有新的发现、发明或创造。

2.**理论性**　学术论文应具有一定的理论价值，要提示事物的本质，反映客观规律。在写作中，作者须用大量的可靠材料，运用科学的方法，对本质的东西加以剖析，对规律进行探讨。这就要求作者不仅要对所研究的对象有全面的认识，而且还要通过论证、阐发，将自己的发现和认识提高到理论的高度。

3.**科学性**　学术论文的科学性，主要是指作者能用科学的思想方法进行论文写作，并得出科学的结论。它要求作者以辩证唯物主义和历史唯物主义的科学态度和方法，对待研

133

究工作，尊重客观实际，坚持实事求是。科学性是学术论文的灵魂，没有科学性的"学术论文"是没有生命力的。

4.创造性　要想论文具有创造性，要做到：问题进行长时间的、周密细致的分析研究，从中发现别人还没有发现、涉及、认识的成分，言他人所未言；在综合别人见解的基础上进行创新，事实上，医药学诸多新思想、新观念的提出，都必须站在前人的肩膀上才有可能实现。

二、医药学论文的种类

1.按写作目的分类
（1）学位论文　是指为了获得所修学位，按要求被授予学位的人所撰写的论文。
（2）学术论文　是某一学术课题在实验性、理论性或预测性上具有的新的科学研究成果或创新见解和知识的科学记录，或是某种已知原理应用于实际上取得新进展的科学总结，用以提供学术会议上宣读、交流、讨论或学术刊物上发表，或用作其他用途的书面文件。

2.按论文的资料来源分类　①调查研究性论文；②观察研究性论文；③实验研究性论文；④总结经验体会性的论文；⑤整理资料性的论文。

3.按论文的学科性质分类　①基础医药学论文；②临床医药学论文；③预防医药学论文。

三、医药学论文的体裁

1.论著　指的是议论性著作或带有研究性的著作。

2.综述　是指就某一时间内，作者针对某一专题，对大量原始研究论文中的数据、资料和主要观点进行归纳整理、分析提炼而写成的论文。

3.病例报告　是通过对一两个生动的病例进行记录和描述，试图在疾病的表现、机制以及诊断治疗等方面提供第一手资料的医学报告。

4.其他　经验交流、讲座、新技术、新方法等。

任务二　医药学论文的格式与内容 💻微课2

一、医药学论文的结构

1.论点　是论文的核心，是作者提出的观点和见解及要解决的主要问题。它贯穿全文的中心思想。

2.论据　是从数据和事实上或理论上用以证实论点的各种材料，是论点赖以成立的依据。

3.**论证** 是揭示论点与论据之间的逻辑关系，组织和安排论据证明论点的方法和过程。论证的方法主要有综合归纳法、演绎推导法、比较分析法等。

二、医药学论文的构成

论文一般由题名、作者、摘要、关键词、正文、参考文献和附录等部分组成，其中部分组成（例如附录）可有可无。

1.**论文题目** 要求准确、简练、醒目、新颖。

2.**目录** 是论文中主要段落的简表（短篇论文不必列目录）。

3.**摘要** 是文章主要内容的摘录，要求短、精、完整。

4.**关键词** 是从论文的题名、提要和正文中选取出来的，是对表述论文的中心内容有实质意义的词汇。关键词是用作计算机系统标引论文内容特征的词语，便于信息系统汇集，以供读者检索。每篇论文一般选取3~8个词汇作为关键词，另起一行，排在"摘要"的左下方。

5.**论文正文**

（1）引言 又称前言、序言和导言，用在论文的开头。引言一般要概括地写出作者意图，说明选题的目的和意义，并指出论文写作的范围。引言要短小精悍、紧扣主题。

（2）论文正文 正文是论文的主体，正文应包括论点、论据、论证过程和结论。主体部分包括以下内容：①提出问题——论点；②分析问题——论据和论证；③解决问题——论证方法与步骤；④结论。

6.**参考文献** 是论文在研究和写作中参考或引证的主要文献资料，列于论文的末尾。参考文献应另起一页，标注方式按《信息与文献 参考文献著录规则》（GB/T 7714—2015）进行。

7.**论文装订** 论文的有关部分全部抄清完成后，经过检查，确认无误后，将其装成册，再加上封面。论文的封面要朴素大方，要写出论文的题目、学校、科系、指导教师姓名、作者姓名、完成年月日。

任务三 医药学论文撰写的步骤与方法 🔘微课3

一、普通医药学论文的写作步骤

普通医药学论文的写作步骤包括选题、查阅文献、整理材料、精心构思、拟定提纲、起草初稿、修改、誊清定稿等步骤。

1.**选题** 选题时应遵循以下原则：①科学性；②创新性；③针对性；④可行性。

2.查阅文献、整理材料 确定论文的题目后，通过医药学文献信息检索可获得大量同类研究的相关文献。通过整理、阅读、分析文献，掌握国内外的进展及动态，避免论文撰写的重复性，保证其新颖性。

3.精心构思、拟定提纲

（1）精心构思 构思是指论文整体布局的设想和设计。是作者熟悉和掌握收集到的各方面资料，明确写作要求、目的，对观点和材料进行合理安排的思维过程。

（2）拟定提纲 提纲的基本内容包括：①暂拟的标题；②中心思想（论点）的提出；③从不同侧面说明中心论点的各个分论点（小标题）；④对所掌握的各个方面资料（论据）的安排布局；⑤结论。

4.起草初稿 撰写初稿就是给提纲搭好的骨架增添血肉、皮毛的过程。把自己所掌握的丰富的实验资料、观察资料和文献资料等，作为论据充实到提纲的相应部分中去，用以论证各分论点，再通过各分论点来论证中心论点，使中心论点得以成立。

5.修改、誊清定稿 ①文题的修改；②内容的修改；③结构的修改；④语言文字的修改；⑤参考文献和计量单位的修改；⑥篇幅的修改。

二、医药学综述的撰写

（一）医药学综述的特点

1.综合性 综述要"纵横交错"，既要以某一专题的发展为纵线，反映当前课题的进展；又要从本单位、省内、国内到国外，进行横的比较。只有如此，文章才会占有大量素材，经过综合分析、归纳整理、消化鉴别，使材料更精练、更明确、更有层次和更有逻辑，进而把握本专题发展规律和预测发展趋势。

2.评述性 是指专门地、全面地、深入地、系统地论述某一方面的问题，对所综述的内容进行综合、分析、评价，反映作者的观点和见解，并与综述的内容构成整体。一般来说，综述应有作者的观点，否则就不能称为综述，而是手册或讲座了。

3.先进性 综述不是写学科发展的历史，而是要搜集最新资料，获取最新内容，将最新的信息和科研动向及时传递给读者。

（二）医药学综述的内容要求

1.选题要新 即所综述的选题必须是近期该刊未曾刊载过的。

2.说理要明 说理必须占有充分的资料，处处以事实为依据，决不能异想天开地臆造数据和诊断，将自己的推测作为结论。

3.层次要清 这就要求作者在写作时思路要清，先写什么，后写什么，写到什么程度，前后如何呼应，都要有一个统一的构思。

4.语言要美　医药学文章以科学性为生命，但语不达义、晦涩拗口，结果必然会阻碍科技知识的交流。所以，在实际写作中，应不断地加强汉语修辞、表达方面的训练。

5.文献要新　由于现在的综述多为"现状综述"，所以在引用文献中，70%的文献应为3年内的文献。

(三)医药学综述的格式和写作步骤

1.医药学综述的格式　与一般论文的格式基本相同，一般都包括题名、著者、摘要、关键词、正文、参考文献几部分。其中正文部分又由前言、主体和总结组成。

2.医药学综述的写作步骤

(1)选定题目　对综述的写作有着举足轻重的作用。选题首先要求内容新颖，只有新颖的内容才能提炼出有磁石般吸引力的题目。选题还应选择近年来确有进展，适合我国国情，又为本专业科技人员所关注的课题。题目不要过大，过大的题目一定要有诸多的内容来充实，过多的内容必然要查找大量的文献，增加阅读、整理过程的困难，或无从下手，或顾此失彼；而且面面俱到的文稿也难以深入，往往流于空泛及一般化。

(2)查阅文献　题目确定后，需要查阅和积累有关文献资料。对初学者来说，查找文献往往不知从哪里下手，一般可首先搜集有权威性的参考书，如专著、教材、学术论文集等。其次是查找期刊及文献资料。查找文献资料的方法有两种。一种是根据自己所选定的题目，查找内容较完善的近期(或由近到远)期刊，再按照文献后面的参考文献，去收集原始资料。另一种较为省时省力的科学方法，是通过检索工具书查阅文献。此外，在平时工作学习中，随时积累，做好读书文摘或笔记，以备用时查找，可起到拾遗补缺作用。

(3)加工处理　对阅读过的资料必须进行加工处理，这是写综述的必要准备过程。按照综述的主题要求，把写下的文摘卡片或笔记进行整理，分类编非，使之系列化、条理化，力争做到论点鲜明而又有确切依据，阐述层次清晰而合乎逻辑。按分类整理好的资料轮廓，再进行科学的分析。最后结合自己的实践经验，写出自己的观点与体会，将客观资料中融进主观资料。

(4)撰写成文　撰写成文前应先拟提纲，决定先写什么、后写什么，哪些应重点阐明，哪些地方融进自己的观点，哪些地方可以省略或几笔带过。重点阐述处应适当分几个小标题。拟写提纲时开始可详细一些，然后边推敲边修改。多一遍思考，就会多一份收获。提纲拟好后，就可动笔成文。按初步形成的文章框架，逐个问题展开阐述，写作中要注意说理透彻，既有论点又有论据，下笔一定要掌握重点，并注意反映作者的观点和倾向性，但对相反观点也应简要列出。对于某些推理或假说，要考虑到医药学界专家所能接受的程度，可提出自己的看法，或作为问题提出来讨论，然后阐述存在的问题和展望。初稿形成后，按常规修稿方法，反复修改加工。

? 思考题

（1）医药学论文的特征是什么？

（2）医药学论文的体裁有哪些？

（3）医药学论文的结构是什么？

（4）普通医药学论文的写作步骤是什么？

（5）简述医药学综述的格式和写作步骤。

书网融合⋯⋯

微课1

微课2

微课3

参考文献

［1］刘丹丹．医学信息检索［M］．北京：人民卫生出版社，2016．

［2］朱江岭．国内外专利信息检索与利用［M］．北京：海洋出版社，2016．

［3］韩立民，朱卫东．医学信息检索与实践［M］．北京：科学出版社，2016．

［4］程鸿，周凤岐．医学信息检索实践指导［M］．北京：北京大学医学出版社，2016．

［5］陈振标．文献信息检索、分析与应用［M］．北京：海洋出版社，2016．

［6］陈燕．医学信息检索与利用［M］．北京：科学出版社，2016．

［7］袁津生．搜索引擎与信息检索教程［M］．北京：中国水利水电出版社，2016．

［8］周毅华．医学信息资源检索教程［M］．南京：南京大学出版社，2016．

［9］李红梅．医学信息检索与利用［M］．北京：科学出版社，2017．

［10］吴慰慈．图书馆学基础［M］．北京：高等教育出版社，2017．

［11］王波．中外图书馆阅读推广活动研究［M］．北京：海洋出版社，2017．

［12］徐庆宁，陈雪．新编信息检索与利用［M］．上海：华东理工大学出版社，2018．

［13］毕玉侠．药学信息检索与利用［M］．北京：中国医药科技出版社，2019．

［14］周金元，刘竟．医学信息检索［M］．北京：清华大学出版社，2020．

［15］黄振江，李萍，谢军．医学信息检索［M］．北京：北京大学医学出版社，2020．

［16］汪方正，梁瑜．医学信息检索［M］．北京：高等教育出版社，2021．